걷기만 해도
치매는 개선된다

NINCHISHO HA
ARUKU DAKE DE YOKUNARU
© 2016 KAZUHIRO NAGAO
All rights reserved.
Original Japanese edition published in 2016
Yama-Kei Publishers Co.,Ltd.
Korean translation rights arranged with
Yama-Kei Publishers Co.,Ltd.
and JEONGJINLIFE, Inc. through PLS Agency.
Korean translation edition © 2017 by
JEONGJINLIFE, Inc. Korea.

이 책의 한국어판 저작권은 PLS 에이전시를 통한
저작권자와의 독점 계약으로 정진라이프에 있습니다.
신저작권법에 의하여 한국어판의 저작권 보호를 받는
서적이므로 무단 전재와 복제를 금합니다.

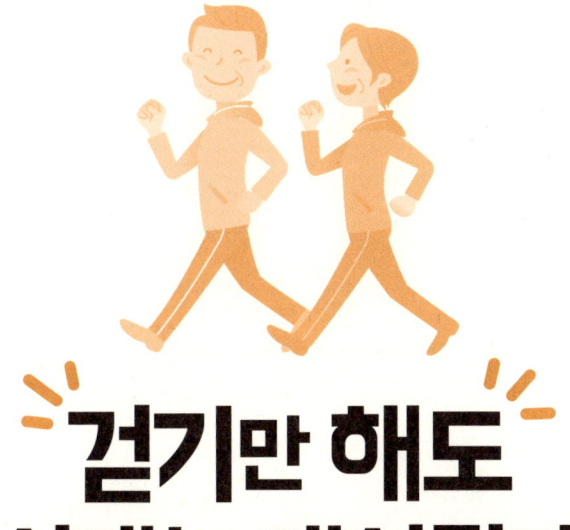

걷기만 해도
치매는 개선된다

| 나가오 클리닉 **나가오 가즈히로** 지음 · **조은아** 옮김 |

정진 *Life*

머리말

 일본인의 주요 사인 중 1위는 단연 '암'이지만, 미래에 가장 걸리고 싶지 않은 병이라면 역시 '치매'가 아닐까?
 내가 강연을 다닐 때마다 자주 하는 질문이 있다.
 '암과 치매 중에서 어느 병으로 죽는 것이 그나마 낫다고 생각하십니까?'
 여러분의 속마음은 '둘 다 싫다'일 것이다. 그래도 '반드시 어느 한쪽에 손을 들어 주세요!'라고 말하면 어떤 강연에서든 '암'에 손이 더 많이 올라간다. '치매에 걸리면 아무것도 할 수 없게 된다.'라거나 '어린아이처럼 아무것도 모르게 된다.'라는 생각 때문인지 치매는 모두 두려워한다.
 그러나 일본 사회는 점점 더 치매와 가까워지고 있다.
 현재 65세 이상 인구 4명 중 1명이 이미 치매에 걸렸거나, 앞으로 치매에 걸릴 가능성이 매우 높은 치매예비군인 것으로 조사됐다. 그리고 그 비율은 해마다 높아지고 있다. 언젠가는 65세 이상 인구 2명 중 1명이 치매환자인 시대도 올 것이다.

치매는 오래 살게 되면 절대로 피할 수 없는 질병인 걸까?

그렇다고 너무 비관할 필요는 없다. 치매예방에 관한 연구가 전 세계에서 진행되고 있고, 좋은 결과도 많이 나타나고 있기 때문이다.

그렇다면 치매예방에 무엇이 가장 효과적일까?

결론부터 말하자면 '걷기'이다.

반년 전 나는 『걷기만 해도 병의 90%를 고칠 수 있다!』는 책을 낸 적이 있다. 나로서는 너무 당연한 이야기들뿐이어서 '이제 와서?'라고 지적당하지 않을까 조마조마한 마음도 있었다. 그런데 감사하게도 생각보다 많은 분이 읽어 주셨다. 걷기는 오래됐으면서도 새로운 방법인 것 같다.

이 책에서는 이전 책에서도 일부 언급했던 '치매'와 '걷기'의 관계에 관하여 좀 더 자세히 설명하고자 한다.

걷기로 치매를 예방할 수 있다는 증거는 지금도 조금씩

나오고 있다. 그래서 '이미 치매에 걸린 사람이 걷는 것만으로도 나을 수 있습니까?'라고 묻는다면 '확실히 낫는다.'라고 단언할 수는 없지만 '지금보다는 좋아진다.'라고는 말할 수 있다.

하지만 증거는 여전히 적다. 왜냐하면 충분한 근거를 얻어내기 위해서는 엄청난 작업이 필요하기 때문이다. 치매환자들을 모아서 두 그룹으로 나눈 후, 한 그룹은 매일 산책을 하도록 하고 다른 한 그룹은 전혀 걷지 못하게 하는 식의 연구가 가능할 리 없다.

하지만 나는 경험을 통해 '걷기는 치매에 가장 효과적인 치료법'이라고 확신한다.

아침에 산책하는 습관을 들이면 우울증과 치매에서 해방!

한 60대 남성 환자의 이야기를 해보겠다. 그는 건망증과 우울증으로 우리 병원을 방문했다. '벽에 작은 사람이 보인다.'는 환시 증상도 있었다. 지금 와서 생각해보면 아마 레비소체형 치매였던 것 같지만, 당시는 아직 '치매'

라는 말도 존재하지 않았던 시대였다. 그저 '노망났다'거나 '깜박깜박한다'는 정도로만 여겨질 뿐이었다.

환자에게 자세한 이야기를 물으니 '정신과에서 우울증이라고 진단받아서, 다양한 종류의 항우울제를 먹고 있다.'라고 했다. 그래도 좀처럼 나아지질 않자 나에게까지 왔던 것이다. 그래서 나는 매일 조금씩이라도 걷기를 추천했다.

'평소에 자주 걷는 편이십니까? 걷기만 해도 몸은 물론, 뇌까지 건강해집니다. 20분 정도라도 괜찮으니, 매일 걸어보도록 하세요.'

그날 이후, 환자는 매일 아침저녁으로 조금씩 걷기 시작했다.

그 결과 우울증은 사라졌고, 항우울제도 더 이상 필요하지 않게 되었다. 건망증도 나이에 맞는 수준으로 돌아갔고, 치매로 발전하지도 않았다. 환시幻視도 완전히 없어졌다.

그로부터 15년이 지난 지금, 그 환자는 70대 중반이 되었지만 여전히 건강하다. 아침저녁의 산책도 매일 계속

하고 있다고 한다. 비가 오는 날도 비옷을 입고 산책할 정도이다. '비 오는 날은 쉬어도 괜찮아요.'라고 말했지만, 걷기의 효과를 확신했기 때문인지 아니면 그냥 걷는 것 자체가 즐거워졌기 때문인지, 지금도 여전히 하루도 빠지지 않고 걷는다고 한다.

가장 손쉽고, 가장 효과적인 방법

생각해보면 예전부터 사람들은 '걷기는 건강에 좋다.', '걸으면 뇌가 건강해진다.'라고 말하곤 했다.

'최근에 건망증이 심해졌어요.'
'그럼, 밖으로 나가 걸어보세요.'

'저희 할머니 상태가 안 좋아진 것 같아요. 약 좀 처방해 주세요.'
'약을 드리기 전에 하셔야 할 일이 있습니다. 먼저 환자가 조금이라도 걷게 해보세요.'

이런 대화를 예전이나 지금이나 여전히 매일매일 하고 있다. 간혹 어떤 환자는 '머리 문제인데 왜 발을 사용하라고 하나요?'라고 이상한 듯이 묻기도 한다. '왜?'라는 물음에 대한 답은 나중에 설명하겠지만, 뇌를 단련하는 데에는 발을 사용하는 것이 가장 좋기 때문이다. 치매를 예방하고 진행을 억제하는 데 가장 손쉽고 효과적인 방법은 '걷기'라고 나는 생각한다.

여러분도 일단 그렇게 믿고, 따라와 주시길 바란다.

2016년 6월
나가오 가즈히로

차례

머리말 / 4

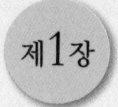

치매에 대한 4가지 오해

1. 나이가 들면 당연히 치매에 걸릴 수밖에 없다? / 16
2. 치매는 노인의 병? / 23
3. 치매는 건망증에서부터? / 27
4. 먼저 약물치료부터? / 35

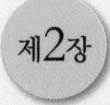

걷기만 해도
치매와 멀어질 수 있는 이유

5. 걷기로 대사증후군에서 탈출하기! / 46

6. 걷기로 골다공증, 운동기능저하증후군 예방하기 / 50

7. 잘 걸으면 잠도 잘 온다. / 60

8. 수면제가 치매를 부른다. / 68

9. 걷기는 뇌의 혈류를 증가시킨다. / 72

10. 걸으면 뇌의 신경세포가 늘어난다. / 77

11. 걸으면 불안이 사라진다. / 80

12. 걷기의 역효과 / 88

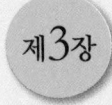

제3장

'~하면서 걷기'

13. 그냥 걷기만 해서는 아무 소용이 없다. / 98

14. 짧은 시를 읊으면서 걷기 / 106

15. 계산하면서 걷기 / 110

16. 노래 부르며 걷기 / 114

17. 팔꿈치를 당기며 걷기 / 119

18. 가장 간단한 '~하면서 걷기'는 '보면서 걷기' / 123

19. 걷기만으로 부족하다면?
    '댄스'와 '노르딕(폴) 워킹' / 126

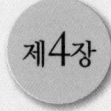
제4장

걸을 수 없는 상태일 때 걷기

20. 두 개의 지팡이로 폴 워킹 / 134

21. 실내에서도 걸을 수 있다. / 137

22. 앉은 채로도 걸을 수 있다. / 140

23. 간호가 필요한 상태도 극복할 수 있다! / 143

제5장

죽는 순간까지 행복하게

24. 치매유형별 걷기 방법 / 148
25. 씹기로 뇌 자극하기 / 157
26. 공복은 머리를 맑게 한다. / 162
27. 걷기만큼 다방면으로 이로운 것은 없다. / 168

맺음말 / 172

제1장

치매에 대한 4가지 오해

1。
나이가 들면 당연히 치매에 걸릴 수밖에 없다?

현재 일본 내 치매환자수는 460만 명 정도라고 한다.

치매예비군이라 불리는 '경도인지장애(MCI)'를 갖고 있는 사람은 400만 명 이상이다.

치매환자와 치매예비군을 합하면 무려 860만 명에 이른다.

게다가 이는 해마다 증가하고 있다.

나이가 들면 어쩔 수 없이 치매에 걸릴 수밖에 없을까?

현재 전국의 65세 이상 인구는 3,400만 명. 즉 **65세 이상 인구 4명 중 1명은 치매환자 혹은 치매예비군이라고 볼 수 있다.**

요즘의 65세는 '노인'이나 '고령자'라고 부르기에는 젊은 편임에도 불구하고, 왜인지 65세를 넘으면 4명 중 1명이 치매환자가 되거나 치매예비군이 되고 만다.

이 '4명 중 1명'이라는 숫자를 여러분은 어떻게 생각하는가?

예전에만 해도 '고령자의 8명 중 1명이 치매환자'였으나, 어느 순간부터 '6명 중 1명, 5명 중 1명……'으로 그 수는 시간이 흐를수록 점점 증가했다.

후생노동성에 의하면 2025년에는 치매환자수가 700만 명을 넘고, 치매예비군도 1,300만 명에 달할 것으로 추정된다고 한다. 즉 65세 이상 인구 3명 중 1명이 치매에 걸리거나 치매예비군이 된다는 말이다.

한 치매 연구의 일인자는 어느 강연에서 **'65세 이상 인구 중 60%는 가까운 미래에 치매환자가 될 것이다.'**라고 말해 충격을 안겨주었다. 강연이 있었던 2011년 당시에는 '2명 중 1명 이상이 치매에 걸린다고?'라며 놀라워했지만, 6년이 지난 지금은 매우 현실성이 있는 이야기 같아 보인다.

치매환자가 늘어나는 이유는 고령화 때문만이 아니다.

그럼 왜 이렇게 치매환자의 수가 증가하는 걸까?
고령화가 진행되면 당연히 치매환자도 늘어날 수밖에 없을까?

그것도 하나의 이유가 될 수 있다. 하지만 실제로는 숫자뿐만 아니라 비율도 높아지고 있으므로, 단순히 '고령자가 늘어나기 때문'이라는 주장으로는 설명이 되지 않는다.

'왜 치매환자가 늘어날까?'라는 질문에 대한 답은 한마디로 **'당뇨병이 늘어났기 때문'**이다. 좀 더 정확하게 말하자면 '인슐린 과다증'과 '포도당 의존증'이 늘어났기 때문이다. 예상치 못한 답이지 않은가!

당뇨병이 있는 사람이 그렇지 않은 사람에 비해 치매에 걸릴 위험이 훨씬 높다는 것은 이미 오래전에 밝혀진 사실이다. 정확한 위험도는 연구에 따라 다르지만, 1.6배라는 결과도 있고 2배, 3배까지 올라가는 경우도 있다. 당뇨병이 있으면 치매에 걸릴 위험이 커지는 것은 분명하다.

치매를 아주 단순하게 설명하면, 뇌에 쓰레기가 쌓여서 신경세포 간의 정보 전달이 원활히 이루어지지 못하거나 신경세포 자체가 감소한 상태를 말한다.

'왜 뇌의 신경세포가 감소하는가?'에 대한 답은 치매의 종류에 따라 다르다.

먼저 **'뇌혈관성 치매'**는 뇌혈관이 막혀서 발생하는 뇌경색과 뇌혈관이 파열되어 생기는 뇌출혈 및 지주막하출혈이 그 원인이다. 뇌세포에 충분한 산소가 공급되지 못해 신경세포가 죽으면서 병을 일으키는 것이다.

당뇨병 때문에 혈당치나 혈중 인슐린 농도가 높아지면, 동맥경화가 진행되며 뇌 혈류의 흐름이 나빠진다. 그 결과 뇌혈관성 치매에서 가장 많은 원인을 차지하는 뇌경색을 일으키거나, 막힌 혈류 때문에 뇌 신경세포에 충분한 혈액이 전달되지 못하면서 치매에 걸리게 된다.

치매 중에서도 가장 높은 비율을 차지하는 것은 **'알츠하이머형 치매'**이다. 이 역시 당뇨병이 있으면 걸리기 쉽다.

알츠하이머형 치매는 우리 몸의 혈당치를 일정하게 조절하는 호르몬인 '인슐린'과 큰 관련이 있다.

알츠하이머형 치매는 대뇌가 위축되면서 뇌에 쌓이는 '베타(β) 아밀로이드'라는 단백질이 신경세포의 활동을 저하시키고, 나아가서는 신경세포수 자체를 감소시키는 것이 원인으로 알려져 있다. 즉, 뇌에 필요 없는 쓰레기가 쌓이기 때문이라고 볼 수 있다.

그런데 이 베타 아밀로이드는 뇌에서 합성되기도 하지만 분해되기도 한다. 필요 없는 쓰레기가 생겨나도 청소만 제대로 하면 쌓이지 않게 할 수 있다는 말이다.

베타 아밀로이드를 분해하는 효소는 인슐린을 분해하

는 효소와 같다. 그런데 고혈당 상태가 지속되며 췌장에서 분비되는 인슐린이 많아지면, 우리 몸은 인슐린을 분해하는 것만으로도 벅차서 베타 아밀로이드는 미처 분해되지 못한 채 몸속에 그대로 남게 된다. 특히 당뇨병이 있는 사람은 인슐린 분해효소 자체가 적어지는 경우도 많다.

즉 **당뇨병이 있는 사람은 뇌에 쓰레기가 쌓이기 쉽고, 알츠하이머형 치매에도 걸리기 쉽다**고 할 수 있다. 그래서 알츠하이머형 치매를 '3형 당뇨병'이라 불러야 한다고 주장하는 학자도 있다.

물론 당뇨병과 치매의 관계는 아직 완전히 해명되지 않았다. 하지만 나의 개인적인 경험으로는 당뇨병을 방치하면 나이가 들어서 치매에 걸리는 경우가 많고, 즉 당뇨병이 있으면 치매에 걸리기 쉽다는 말은 틀리지 않았다고 본다.

'많이 먹는 습관'과 '걷지 않는 생활방식'이 당뇨병을 만든다.

전쟁이 끝난 후 약 70년이 지난 현재, 당뇨병 환자는 그때보다 50배 이상 늘었다. 그리고 치매환자도 함께 증가하고 있다.

왜 당뇨병에 걸린 사람은 늘어나기만 할까?

일단 인슐린을 전혀 분비하지 못하는 '1형 당뇨'는 예외로 두자. 2형 당뇨병의 원인은 '쌀, 빵, 면류를 많이 먹거나' '자주 걷지 않는 것'이다. 특히 흰 쌀밥과 흰 빵은 혈당치를 급격히 올린다.

당뇨병은 약보다는 식사와 운동을 통해 치료하는 것이 기본이다. 그래서 당뇨병의 원인과 반대로 **밥, 빵 등의 주식과 단 음식을 줄이고, 하루 8,000보 정도만 걸어도 큰 효과를 볼 수 있다.**

이렇게만 실천해도 혈당치는 금세 안정된다. 그만큼 우리 현대인들이 쌀, 빵, 면류 등의 탄수화물은 너무 많이 먹고, 자주 걷지 않는다고도 볼 수 있겠다.

이 책의 첫 주제는 '나이가 들면 당연히 치매에 걸릴 수밖에 없다?'였다. 여기까지 읽었다면 여러분도 눈치채셨을 거라 생각한다. 치매에 걸리는 이유는 나이 때문이 아니다. 오래 살면 치매는 피할 수 없는 질병이라고 생각하는 사람이 많지만, 실제로는 그 밑바닥에 당뇨병이 숨어 있는 경우가 많다. 앞서 말했듯이 식사조절과 운동이라는 비약물적 요법만으로도 당뇨병은 충분히 예방할 수 있다. 이는 곧 치매에 걸릴 위험을 줄여준다.

> 치매는 '나이 때문'이 아니다.
> 당뇨병을 예방(=운동과 식사)해서
> 치매를 예방하자.

2。
치매는 노인의 병?

나이가 들면 기억력이 나빠진다. 이는 누구나 겪는 노화현상이다. 나 역시도 40살 넘어서부터 기억력이 떨어졌다. 수험 공부를 하던 고등학교 시절과 비교하면, 슬퍼질 만큼 기억력이 나빠졌음을 느낀다.

'그저께 밤에 뭘 드셨나요?'라고 갑작스럽게 질문을 받으면 '어, 뭐였지……?' 하고 바로 생각나지 않는 일도 많다. 사람 이름을 기억하는 것도 어려워졌다. 평소에 자주 쓰던 한자인데도 좀처럼 머리에 떠오르지 않아 충격을 받은 적도 있다.

이런 일들을 겪을 때마다 '어쩌면 치매에 걸린 건 아닐까?' 하는 불안감이 스쳐 지나간다. 지금 이 책을 읽고 계신 독자 여러분 중에도 '아, 그런 적 있어.'라고 공감하시는 분이 많을 거라고 생각한다.

사실 이 정도의 건망증은 나이를 먹으면 누구에게나 일어나는 일이다.

치매는 단순한 건망증과는 다르다.

자주 드는 예지만, '어제 저녁에 무엇을 먹었는지 생각나지 않는다.'는 것은 단순한 건망증이다. 하지만 '먹었다는 사실 자체를 완전히 잊어버렸다.'라고 한다면 치매가 분명하다.

물론 실제로는 '어디까지가 건망증이고, 어디부터가 치매인지' 명확하게 선 긋기 어렵다. 그리고 그다지 의미도 없다. 다시 말하지만 본인이나 가족이 특별히 힘들지 않다면 건망증, 일상생활에 지장이 생길 정도라면 치매라고 보면 된다.

나는 건망증과 치매가 완전히 다른 것이라고 생각하지 않는다. 오히려 **건망증의 연장선상에 치매가 있다고 본다.**

이런 시각에서 본다면 '기억력이 떨어졌다.'라고 느끼기 시작한 40대 때부터 이미 치매는 진행되고 있었는지도 모르겠다.

실제로 알츠하이머형 치매에 특징적으로 나타나는 베타 아밀로이드와 타우단백질 등의 '쓰레기'는 치매에 걸리기 10~20년 전부터 뇌에 축적되고 있다는 사실이 밝혀졌다. 즉 **70세에 치매에 걸린 사람의 뇌에는 이미 40~50대 때부터 쓰레기가 쌓이기 시작했을지도 모른다**

는 말이다.

최근의 연구에 의하면 사람에 따라서는 **20대부터 치매의 '싹'이 자라나는 경우도 있다**고 한다. 알츠하이머형 치매의 싹이 뇌에 최초로 나타나는 부위가 특정된 덕분에 알려진 사실이다. 이에 따르면 치매에 걸리기 수십 년 전, 어쩌면 20대였을 때부터 이미 치매의 싹이 자라나기 시작했을 가능성이 있다고 한다.

사람들은 치매를 노인들의 병이라고 생각한다.

하지만 65세 미만에서 나타나는 이른바 '이른 치매'에 걸린 사람도 전국에 약 4만 명 정도나 된다.

전체 치매환자수에 비하면 확실히 그렇게 많지는 않은 숫자이다. 20대부터 치매가 시작된다고 해도 남의 일처럼 느껴지는 사람도 있을 것이다.

하지만 치매 증상이 65세 이후에 나타났을 뿐, 실제로는 훨씬 이전부터 이미 치매에 걸려 있었을 수도 있다. 자신과 상관없는 일이라고 가볍게 여기지 않길 바란다.

이 책에서 소개하는 '치매를 예방하는 걷기'는 치매에 걸릴 것을 걱정하는 연령대의 사람들뿐만 아니라 20, 30대의 젊은 사람들에게도 도움이 될 것이라고 생각한다. 가끔은 부모님과 함께 집 주변을 걸어보는 건 어떨까? 치매도 예방할 수 있고, 부모자식 간의 끈끈한 정도 쌓아갈 수 있을 것이다.

> 65세 이후에 치매에 걸렸지만,
> 뇌에서는 이미 20대 때부터
> 치매의 싹이 자라나고 있었다.
> 치매예방에 '너무 빠르다.'는 없다.

3.
치매는 건망증에서부터?

내가 치매에 걸릴지 아닐지는 일단 나이를 먹어봐야 알 수 있다.

여러분도 이렇게 생각하고 있지는 않은가?

나이 들어보지 않으면 모른다는 말은 불안하기만 하다. 하지만 다행히 '치매에 걸리기 쉬운 사람', 즉 어떤 사람이 치매에 잘 걸리는지는 이미 많은 연구를 통해 밝혀져 있다.

먼저 '1. 나이가 들면 당연히 치매에 걸릴 수밖에 없다?'에서 소개했듯이, 당뇨병이 있으면 치매에 걸리기 쉽다. 당뇨병은 치매 가능성을 높이는 제1의 원인이다.

당뇨병은 이른바 생활습관병의 대표 질환이다. 생활습관 중에서도 담배는 특히 치매 가능성을 높이는 주요 요인이다. 담배는 폐암, 구강암, 식도암 등 여러 가지 암의 발병 위험을 높이는 것으로도 유명하지만 암뿐만 아니라 치매에도 걸리기 쉽게 한다. 동맥경화를 일으키고 혈액의 흐름을 나쁘게 만들어 심근경색이나 뇌경색을 발생시키기 때문이다.

규슈대학에서 1961년부터 진행 중인 '히사야마마치久山町 연구'라는 것이 있다. 인구 약 8,400명의 마을 히사야마마치의 40세 이상 주민을 대상으로, 그들의 건강 데이터를 지금까지 계속 관찰해 온 연구이다.

이 연구에 따르면 40, 50대 이후에도 계속 담배를 피운 사람은 그렇지 않은 사람에 비해 치매에 걸릴 위험이 2배 이상 높다고 한다. 또한 예전에는 담배를 피웠더라도 도중에 금연한 사람은 담배를 계속 피운 사람보다 치매에 걸릴 가능성이 적다고 한다.

하루에 2갑을 피우는 **헤비 스모커의 경우, 보통 사람보다 3배 이상 치매에 걸리기 쉽다**는 데이터도 존재한다.

흡연인구는 매년 줄고 있지만 그래도 인구의 20%는 여전히 담배를 피우고 있다. 유럽의 많은 선진국이 공공장소에서의 실내 흡연을 전면 금지하고 있는 것에 비해, 일본은 아직도 흡연이 자유롭다. '흡연제한'을 핑계로 흡연을 허가하는 음식점, 일부러 흡연구역을 만드는 쇼핑센터 등 일본은 공공장소에서도 마음껏 담배를 피울 수 있다. 일본만큼 담배에 관대한 나라는 없을 것이다.

히사야마마치 연구결과에 의하면 담배가 치매에 걸릴 위험을 높이는 것은 확실하다. '이미 50살도 넘었고, 이제 와서 그만둔다고 해도……'라고 생각하는 사람도 있을지 모른다. 하지만 금연에 너무 늦은 것은 없다. 히사야마마치 연구뿐 아니라 다른 여러 연구에서도 **'과거에 담배를 피웠더라도 금연을 시작하면 질병의 리스크를 낮출 수 있다.'**라는 결과가 나왔다.

우리 병원의 환자 중에도 70세 이후에 금연에 성공한 분이 몇 명 있다. 피부가 깨끗해지고 윤기가 나는 등 예전보다 젊어지셨다. 건망증 역시 개선되었다.

치매에 걸리고 싶지 않다면 지금 나이가 몇 살이든 상관없이 먼저 금연부터 하자. 금연치료는 다양한 의료기관에서 받을 수 있다.

치매예비군, 그대로 두면 50%는 치매에 걸린다.

'경도인지장애(MCI)'는 '치매예비군'이라고 불릴 정도로 치매와 가까운 질병이다. 자신이 MCI에 해당하는지를 알고 싶다면 다음의 5개 항목을 잘 확인하길 바란다.

- 기억력이 나빠졌음을 느낀다. 혹은 주위 사람들이 지적한다.
- 일상생활에는 지장이 없다.
- 건망증 외에 무언가를 생각하고 이해, 계산, 판단하는 인지기능 전반에는 문제가 없다.
- 하지만 연령 및 교육 수준만으로는 설명할 수 없는 기억장애가 있다.
- 아직 치매에 걸리지 않았다.

'내가 치매에 걸린 건 아닐까?' 하고 걱정하며 우리 병원을 찾아오는 환자 중에는 MCI로 진단되는 경우가 매우 많다.

예전에는 치매와 MCI 모두 자각할 수 없는 병이라고 여겨졌지만, 최근에는 적지만 자각할 수 있는 사람도 존재한다는 사실이 알려졌다. 생각해보면 지금까지 문제없이 가능했던 행동이 점점 잘 안 되는 것을 '어?'라고 이상하게 느낄 수 있는 사람은 자기 자신밖에 없으므로 당연한 이야기인지도 모르겠다. 하지만 대부분은 '설마 내가……'라고 생각하며 병을 방치하고 만다.

MCI를 치료하지 않고 내버려두면, 그중 50%는 치매로 발전한다고 한다. MCI는 아직 되돌릴 수 있는 상태이다. 그럼 '어떻게 하면 MCI를 치료할 수 있을까?' 이 질문에 대한 답은 제2장과 제3장을 참고해주길 바란다.

치매에 걸리기 쉬운 사람의 '걷기'

최근에 밝혀진 '치매에 걸리기 쉬운 사람'의 특징이 하나 더 있다.
그것은 바로 어떻게 걷느냐이다.
치매에 걸리기 쉬운 사람은 다음과 같이 걷는다.

- 보폭이 좁다.
- 걷는 속도가 느리다.
- 중심이 흔들린다.

이렇게 걷는 사람은 치매에 취약하다고 볼 수 있다. 국내뿐 아니라 해외에서도 비슷한 연구 결과는 계속 나오고 있다.

예를 들어 스위스에서 2007년부터 2011년까지 진행된 연구에 따르면, 1,153명의 참가자 중 알츠하이머형 치매에 걸린 사람은 MCI인 사람보다 보행속도가 느렸고, MCI인 사람은 건강한 사람보다 보행속도가 느렸다고 한다.

또한 도쿄도 건강장수의료센터 연구소가 군마현과 니가타현의 마을에서 70세 이상의 고령자 1,149명을 대상으로 실시한 연구에서도 비슷한 내용을 확인할 수 있다. 이 연구에서는 보폭을 '넓다', '보통', '좁다'로 나누어 3개 그룹을 관찰했는데, 보폭이 좁은 사람은 보폭이 넓은 사람에 비해 인지기능이 저하될 위험이 약 3배나 높았다고 한다. 특히 여성은 보폭이 좁은 사람이 넓은 사람에 비해 5.8배나 인지기능이 저하되기 쉬운 경향을 보였다.

'걸음걸이를 보면 치매에 걸리기 쉬운 사람인지 아닌지를 알 수 있다.'라는 말이 일반인들에게는 놀랍게 들릴지 몰라도, 우리 의사들에게는 너무나 당연한 이야기이다. 바른 자세로 걷는 사람 중에서 치매에 걸린 사람은 없다는 사실을 경험을 통해 이미 알고 있기 때문이다.

또한 사람들은 보통 '발로 걷는다.'라고 생각하지만, 실제로는 '뇌로 걷는다.'가 맞다. 말하는 행위도 마찬가지다. 말도 입으로 하는 것처럼 보이지만, 실제로는 뇌에서 정보를 처리해야 말할 수 있다.

눈으로 걸어갈 공간을 바라보거나, 균형을 잡고 근육을 움직이는 것 등은 뇌가 하는 일이다. 그래서 뇌의 기능이 저하하면 걸음걸이도 변한다.

진찰실로 들어오는 환자의 걸음걸이만 봐도 의사는 그의 뇌 상태를 어느 정도 추측할 수 있다. 예를 들어 종종걸음으로 걷는 사람이라면 '뇌 내의 도파민(신경전달물질의 하나)이 줄어들고 있구나.' 하고 생각한다.

말하는 방법을 통해서도 알 수 있다. 평소에는 유창하게 이야기했던 사람이 '아~', '어~'라고 말을 더듬기 시작하면 '뇌가 위축되고 있구나.'라고 생각한다. 단어가 잘 떠오르지 않아서 '그거', '저거' 등의 대명사가 늘어났다면 측두엽의 기능 저하를, 목소리 톤이 격해졌다면 전두엽의 기능 저하를 의심한다.

이렇게 의미 없을 것 같은 작은 동작 속에도 '치매에 걸리기 쉬운 사람'과 '치매에 걸릴 위험이 높은 사람'의 특징이 숨어 있다.

말하는 방법이나 걸음걸이의 달라짐은 자신은 물론 주위 사람들도 알아채기 쉽다.

- 다리가 아프지 않은데도 전보다 걸음이 느려졌다.
- 파란불이 켜져 있는 동안 횡단보도를 건너기 어려워졌다.
- 보폭이 좁아져서 종종걸음으로 걷게 되었다.
- 걸을 때 몸이 불안정하게 흔들린다.

만약 이러한 변화가 나타났다면 주의를 기울여야 한다. 이 상태를 그대로 방치하면 치매로 발전할 수도 있다.

치매 증상이 나타나기 전에 뭔가 이상한 점을 눈치챘다는 것은 치매를 예방할 수 있는 기회를 잡은 것과 같다. 더 확실한 치매예방법에 대해서는 이 책의 3장에서 이야기하겠다.

> '치매에 걸리기 쉬운 사람'의 특징이 있다.
> 당뇨병이 있는 사람과 흡연자는 특별한 주의가 필요하다.
> 걸음이 느린 사람, 보폭이 좁은 사람, 걸을 때 몸의 중심이 흔들리는 사람도 치매에 걸리기 쉽다.

4.
먼저 약물치료부터?

앞에서 치매에 걸리기 쉬운 사람의 특징에 관해서 이야기했지만, 실제로 치매라고 진단을 내리려면 몇 가지의 검사가 필요하다. 단 한 번의 진찰만으로 치매임을 확신하는 경우는 거의 없다.

그런데 '건망증 때문에 병원을 찾았는데, 진찰실에서 이야기만 나누고는 특별한 검사도 없이 "네, 치매입니다. 약을 처방해드리죠."라고 진단받고, 억지로 약을 처방받았다.'는 이야기를 가끔 듣는다.

치매를 진단하려면 문진, 두부 CT, 혈액검사 등 아무리 적어도 3가지 검사가 필요하다. 문진에서도 환자나 환자 가족들로부터 이야기를 듣기보다는 'MMSE(간이정신상태검사)'나 '하세가와長谷川식 간이지능평가스케일'이라는 인지기능 테스트를 한다.

어쩌면 '치매를 오랫동안 진찰해 온 의사라면 환자의 이야기만으로도 치매라고 진단할 수 있지 않을까?'라고 생각하는 사람도 있을지 모르겠다. 물론 어느 정도의 예측은 가능하지만 치매라고 확실히 판정내리는 것은 불가능하다. 두부 CT와 혈액검사가 필요한 이유는 '치매와 닮은 질병을 제외하기 위해서'이다.

'치매란 무엇인지' 여기에서 다시 한 번 설명하겠다.
지금까지 '뇌혈관성 치매'와 '알츠하이머형 치매', 두 종류의 치매를 언급했지만, 치매는 하나의 질병이 아니다.
치매는 '정상 범위로 발달한 지적 기능이 조금씩 저하되면서 사회생활에 지장을 초래하는 상태'라고 정의할 수 있다.
치매의 가장 큰 원인은 뇌의 신경세포가 감소하기 때문이지만, '치매상태'를 일으키는 원인은 사실 수십 가지나 된다.
'그렇게나 많이?'라고 놀라는 사람도 있을 것 같다. 그러나 '4대 치매'라고 불리는 '알츠하이머형 치매'와 '레비소체형 치매', '피크병', '뇌혈관성 치매'의 4가지 치매가 전체 치매환자의 90% 이상을 차지하고 있다.

19~20페이지에서 이야기했듯이, 알츠하이머형 치매는 대뇌가 위축되거나 뇌에 베타 아밀로이드가 쌓여서 뇌

신경세포의 움직임이 저하된 상태를 말한다. 뇌혈관성 치매는 뇌경색과 뇌졸중 등을 계기로 뇌 신경세포가 죽어서 인지기능이 저하된 상태를 말한다.

 그럼 '레비소체형 치매'와 '피크병'은 어떤 치매일까?
 먼저 레비소체형 치매는 대뇌를 감싸고 있는 '대뇌피질'이라는 얇은 신경세포층에 '레비소체'라 불리는 특수한 단백질이 증가하는 것이 원인이 되어 발병한다. 이 치매에서 보이는 특징적인 증상은 환시이다. 그래서 정신분열증으로 착각하는 경우가 많다.
 또한 기억장애와 함께 손발이 떨리고 동작이 느려지며 근육이 굳는 파킨슨병 증상이나, 식욕저하 및 우울증상을 보이기도 한다. 그래서 파킨슨병이나 우울증으로 잘못 진단되기도 한다.

 다음 '피크병'은 '전두측두엽 치매'라고도 불린다. 이름에서도 알 수 있듯이 대뇌전두엽과 측두엽이 위축되어 치매 증상을 일으키는 병이다. 뇌 신경세포 속에 '피크구救'라 불리는 이상한 물질이 쌓이는 것이 원인으로 여겨진다.
 피크병의 특징적인 증상은 성격의 변화이다. 피크병 초

기에는 기억력이 감소하지 않는 경우가 많다. 하지만 온화했던 사람이 갑자기 거칠어지거나, 밝고 사교적이었던 사람이 집안에 틀어박혀 우울해하는 등 다른 사람으로 생각될 정도로 성격이 극단적으로 변한다. 절도 등의 '반사회적 행동'이나 같은 행동을 반복하는 '상동행동' 등도 특징에 속한다.

초기에는 건망증이 눈에 잘 띄지 않기 때문에 주변 사람들이 '조울증'이라고 착각하는 케이스도 많다.

이들 치매 가운데 50%에 약간 못 미치는 수가 알츠하이머형 치매이다. 그리고 레비소체형 치매와 뇌혈관성 치매가 각각 20% 정도를 차지한다. 나머지 10%는 피크병이다. 물론 이 비율은 연구자에 따라 조금씩 달라지기도 한다.

그런데 알츠하이머형 치매에 걸린 사람이라도 도중에 레비소체형 치매로 증상이 변하거나 피크병 증상과 합쳐지는 경우도 있다. 그래서 위의 분류는 어디까지나 잠정적으로만 봐야 한다. 병의 진행과 함께 병의 형태가 변하는 일은 생각보다 자주 발생한다.

치료할 수 있는 치매?

 치매라고 진단 내리기 위해서는 단 한 번의 진찰만으로는 불가능하다고 앞에서 언급한 바 있다. 치매와 닮은 병을 제외할 필요가 있기 때문에 두부 CT와 혈액검사를 병행한다고도 말했다.

 치매와 닮은 질병으로는 '만성경막하혈종'이나 '정상압 수두증', '갑상선 기능저하증' 등이 대표적이다. 간단히 설명하면 다음과 같다.

- **만성경막하혈종** – 가벼운 두부 타박상을 계기로, 뇌를 둘러싸고 있는 두개골 안쪽의 경막 아래로 조금씩 혈액이 쌓이며 뇌가 압박되는 것이 원인이다. 두통이나 마비, 인지기능 장애 등이 일어난다. 외과 수술로 혈액 덩어리를 제거하면 증상은 개선된다.
- **정상압 수두증** – '뇌척수액'이 과다하게 쌓여 확대된 뇌실이, 뇌를 압박하며 여러 가지 증상을 일으키는 질병이다. 쌓인 뇌척수액을 뇌실에서 내보내면 증상이 개선된다.
- **갑상선 기능저하증** – 갑상선 호르몬의 분비가 부족해져서 대사작용 등 신체의 여러 가지 기능이 천천히 저하되는 질병이다. 갑상선 호르몬을 보충하면 증상이 개선된다.

이 외에도 마그네슘이 포함된 설사약을 과다 복용하여, 고마그네슘 혈증(혈중 마그네슘 농도가 상승하는 것) 때문에 인지기능이 저하되는 경우가 있다.

이들의 공통점은 치매와 비슷한 증상이 나타난다는 점과 치료가 가능하다는 점이다. 그래서 '치료할 수 있는 치매'라고도 불린다. 치매가 의심될 때에는 치료할 수 있는 이들 질병의 가능성을 제외하는 것이 무엇보다도 중요하다.

치매를 낫게 하는 약은 없다.

그렇다면 문진, 두부 CT, 혈액검사 등 적어도 3가지의 검사를 하고 '치료 가능한 치매'가 아닌, 진짜 치매에 걸렸다는 사실을 알았다면 어떻게 해야 할까?

사람들이 제일 먼저 떠올리는 것은 '약'이다.

환자 가족들은 '치매를 낫게 하는 약을 처방해 주세요.'라고 말하곤 한다. 하지만 '치매 치료 = 약'이라는 것은 틀린 생각이다.

당뇨병을 치료하는 데 식사조절과 운동이 중요하다는 사실을 알고 있으면서도, 여전히 사람들은 치매 치료에 약을 먼저 떠올린다.

현재 일본에서 인가된 '항치매 약물'은 다음의 4종류가 있다.

> - 아리셉트Aricept (일반명 ; 도네페질염산염, Donepezil HCl)
> - 레미닐Reminyl (일반명 ; 갈란타민브로민화수소산염, Galantamine HBr)
> - 메만틴Memantine (일반명 ; 메만틴염산염, Memantine HCl)
> - 엑셀론 패치Exelon Patch, 리바스티그민 패치Rivastigmine Patch (일반명 ; 리바스티그민, Rivastigmine)

'항치매 약물'이니까 '치매를 치료한다.'고 생각하는 사람들이 많지만, 실제로는 이 중 어느 것도 근본적으로 치매를 낫게 하지 못한다.

치매는 자연적인 노화 속도보다 빠르게 뇌의 기능이 쇠약해지는 상태를 말한다. 항치매 약물은 그 노화의 진행을 '억누르는' 목적으로 사용된다. 즉 근본적인 치료법이 아니라 어디까지나 대증요법에 지나지 않는 것이다. 그저 힘을 내게 도와줄 뿐이다.

완치되지 않아도 병의 진행을 막아주기만 한다면 괜찮다고 생각하는 사람도 있을 것이다. 정말로 효과가 있다면 그것만으로도 충분하다고 나 역시 생각한다.

하지만 해외의 데이터에 따르면 약의 효과가 나타나는 것은 고작 30~40%의 사람들뿐이라고 한다. 또한 환자의 상태와 약의 용량이 정확하게 맞지 않으면 부작용이 나타날 위험도 있다. 성격이 난폭해지거나 자주 화를 내는 등 생활의 질(QQL)이 나빠지는 경우도 적지만 있다.

그런데도 '부작용이 아니라 주작용입니다. 화낼 기운도 없었던 사람이 화를 낼 수 있을 정도로 힘이 생겼다는 뜻이죠. 좋은 일입니다. 절대로 약을 중지해서는 안 됩니다.'라고 말하는 이상한 의사들도 있다.

설령, 항치매 약물의 효과가 나타나 병의 진행을 늦출 수 있게 되었다고 해도 문제점은 여전히 남는다. 그 효과가 언제까지나 지속될 것이라고 보장할 수 없기 때문이다. 약을 복용하는 동안 언젠가는 반드시 효과가 지나치게 나타나거나, 반대로 효과가 완전히 사라지는 날이 온다.

그러므로 약에는 너무 큰 기대를 하지 않는 편이 좋다.

나는 치매를 조절하는 데 있어서 가장 중요한 것은 '첫째로 걷기, 둘째로 식사, 셋째와 넷째는 없고, 다섯째가 약'이라고 생각한다. 약을 사용할 때에도 고노 가즈히코

河野和彦 선생이 말한 '고노 방식(コウノメソッド, Kono Method)'을 참고하여 필요한 만큼만 최소한으로 사용하려고 애쓴다.

'첫째로 걷기'에 대해서는 다음 장에서 설명하겠다.

치매는 첫째로 걷기,
둘째로 식사(당질 제한식),
셋째와 넷째는 없고,
다섯째, 최소한의 약으로
조절할 수 있다.
특히, 정적인 환경과 주변 사람들과의
관계가 무엇보다 중요하다.

제2장

걷기만 해도
치매와
멀어질 수 있는
이유

5.
걷기로 대사증후군에서 탈출하기!

치매의 예방은 물론 치료에서도 가장 효과적인 방법은 걷기이다. 자주 걸으면 치매와 멀어질 수 있다. 이 장에서는 '왜 걷기가 가장 효과적인가'에 대해서 설명하겠다.

대사증후군을 개선하는 데에도 걷기가 유용하다는 사실은 굳이 설명하지 않아도 여러분 모두 알고 있을 거라 생각한다.

대사증후군은 다른 말로 '메타볼릭신드롬Metabolic Syndrome'이라고도 하며, 내장지방형 비만과 고혈압, 고혈당, 고지혈당 등의 생활습관병이 복합적으로 나타나는 상태를 가리킨다.

앞에서 **당뇨병이 있으면 치매에 걸리기 쉽다**고 말했지만, 당뇨병(고혈당, 고인슐린 혈당)뿐만 아니라 대사증후군도 치매와 매우 깊게 관련되어 있다. 특히 고혈압과 고지혈증은 혈관을 노화시켜 뇌혈관성 치매에 걸리기 쉽게 만든다.

또한 복부에 내장지방이 많은 사람은 알츠하이머형 치매의 원인이기도 한 베타 아밀로이드를 분해하는 효소(인슐린 분해효소)의 활동력이 떨어질 뿐만 아니라, 내장지방에서 분비되는 악성물질 때문에 베타 아밀로이드가 쌓이기 쉽다고 한다. 즉, 배가 볼록하게 나온 사람은 뇌에 베타 아밀로이드가 쌓여 있을 가능성이 높다는 말이다.

대사증후군이 있는 사람은 치매에 걸리기 쉽다는 연구 결과도 조금씩 나오고 있다.

싱가포르에서 55세 이상의 사람들을 6년 간 추적 조사한 연구에 따르면, 대사증후군이 있는 사람은 그렇지 않은 사람에 비해 경도인지장애(MCI)에 빠질 가능성이 1.67배 높다는 결과가 나왔다고 한다. 또한 MCI에서 치매로 발전하는 비율도 대사증후군이 있는 사람 쪽이 4배 이상이나 높았다고 한다. 보통 치매예비군에서 진짜 치매환자로 가는 비율을 약 반절 정도라고 예상하는데, 대사증후군이 있는 사람은 그 가능성이 더 높다고 보면 되겠다.

이 외에도 1,000명 이상의 노인들을 추적 조사한 결과, 조사를 처음 시작할 때 '고혈압, 당뇨병, 심장질환, 흡연' 등 위험인자가 더 많았던 사람일수록 알츠하이머형 치매에 걸리기 쉽고, 특히 3개 이상에 해당하는 사람은 해당하지 않는 사람에 비해 3배 이상 치매에 걸릴 위험이 높다는 미국의 연구도 있다.

대사증후군이 있으면 치매에 걸리기 쉽다. 이는 확실하다.

그래도 너무 무서워할 필요는 없다. 대사증후군의 원인인 내장지방은 비교적 빼기 쉬운 지방이기 때문이다.

복부 지방은 크게 내장지방과 피하지방으로 나눌 수 있다. 전자를 '보통예금', 후자를 '정기예금'이라고 생각하면 쉽다. 내장지방은 언제든지 뺄 수 있다. 다이어트를 시작했을 때 맨 처음으로 빠지는 것도 내장지방이다. 대사증후군형 체형에서 벗어나면 혈압과 혈당 그리고 중성지방의 수치가 눈에 띄게 좋아진다.

내장지방을 줄이려면 어떻게 해야 할까. 역시 운동과 식사조절이 기본이다. 좀 더 구체적으로 말하자면 '걷기'와 '저탄수화물 식사(당질제한식)'에 달려 있다.

대사증후군인 사람은 치매예비군으로
발전할 가능성이 1.7배 높다.
대사증후군 때문에 치매예비군이 된
사람은 치매에 걸릴 확률이 4배 높다.
부지런히 걸어서 대사증후군에서
탈출하자.
그것이야말로 치매예방의 첫걸음이다.

6.
걷기로 골다공증, 운동기능저하증후군 예방하기

내과에서 대사증후군이 화제라면, 정형외과에서는 운동기능저하증후군이 화제다. 운동기능저하증후군의 다른 이름은 '로코모티브신드롬Locomotive Syndrome'. 나이가 들면서 운동부족으로 근력 및 균형감각이 저하되고, 앉거나 서고 걷는 것이 힘들어지는 상태를 말한다. '팔다리의 뼈와 근육이 약해진 상태'라고 생각하면 된다.

'운동기능'이란 몸을 움직일 때 사용하는 기관을 말한다. 구체적으로는 근육, 뼈, 관절, 경골 등을 가리킨다. 이 중 어느 하나에라도 장애가 생기면(골다공증이나 변형성 관절증 등) 운동기능저하증후군으로 발전한다.

운동기능저하증후군을 확인하는 간단한 체크리스트가 있다. 여러분은 다음의 7개 항목 중 몇 가지에 해당하는가?

□ 한발로 서서 양말을 신을 수 없다.
□ 집 안에서 물건에 부딪혀 넘어지거나 미끄러진다.
□ 계단을 오르려면 손잡이를 잡아야 한다.
□ 청소기 돌리기 등 집안일이 버겁게 느껴진다.
□ 2kg(1리터짜리 우유 팩 2개 분량) 정도의 물건을 들기가 힘들다.
□ 15분 이상 걸으면 피곤하다.
□ 파란불이 켜져 있는 동안 횡단보도를 건너기 어렵다.

여기에 하나라도 해당하는 사람은 주의가 필요하다. '운동기능저하도'를 체크하는 테스트도 있다. 그중 하나를 소개하자면, '운동기능저하도 1'은 근력 및 균형감각이 떨어져 이동기능의 저하가 시작된 상태를 말한다. 그리고 '운동기능저하도 2'는 이동기능의 저하가 이미 진행되어서, 혼자서 생활할 수 없는 상태를 말한다.

■ 2스텝 테스트 : 가능한 한 다리를 크게 벌려 두 걸음을 걷고, 보폭을 잰다.
〈방법〉
① 스타트 라인을 정하고 양발을 나란히 한다.
② 가능한 한 다리를 크게 벌려 두 걸음을 걷는다. 착

지할 때에도 역시 양발을 나란히 한다(균형이 무너진다면 실패).

③ 보폭(스타트 라인에서 착지점의 발끝까지)을 잰다.
④ 두 번 실시해서 더 기록이 좋은 쪽을 선택한다.
⑤ 보폭(cm) ÷ 신장(cm)로 '2스텝 값'을 계산한다.

〈결과〉

◎ 운동기능저하도 1 : 2스텝 값이 '1.3' 미만
◎ 운동기능저하도 2 : 2스텝 값이 '1.1' 미만

운동기능저하증후군이 발전하면 병상에 누운 채로 생활하거나 누군가의 간호가 필요한 상태가 될 뿐만 아니라 치매로도 연결된다.

앉거나 서고 걷는 일이 힘들어지면, 밖으로 나가기도 움직이기도 힘들어진다. 오랜만에 한 외출에서 무릎이 아파 걸을 수 없었던 경험을 한 번이라도 했다면, 다음부터는 외출 자체를 무서워하게 될 수도 있다. 그렇게 계속 집 안에만 틀어박히게 되는 것이다. 일어서는 것이 힘들어지면 집 안에서도 계속 의자에만 앉아 있게 된다.

그렇게 뇌를 자극하지 않는 상태가 지속되면 치매에 걸리기 쉬워진다.

'대사증후군이 있으면 치매에 걸리기 쉽다.', '운동기능저하증후군이 있으면 치매에 걸리기 쉽다.' 뿐만 아니라 **'대사증후군이 있으면 운동기능저하증후군에 빠지기 쉽다.', '운동기능저하증후군이 있으면 대사증후군에 빠지기 쉽다.'**라고도 말할 수 있다.

대사증후군으로 체중이 늘어나면, 무릎관절에 지나친 부담이 가서 '변형성 무릎관절증'에 걸릴 수 있다. 또한 뇌졸중의 후유증으로 손목마비 및 통증, 저림이 남을 수도 있다.

'몸이 무거워서 걷기 힘들다.'며 '걷기 싫다.'고 말하는 사람이 여러분 주위에도 한 명쯤은 있을 거라고 생각한다. 걷는 게 힘들다고 운동을 하지 않으면, 근육이 줄면서 운동기능저하증후군에 빠지게 된다. 반대로 이미 운동기능저하증후군이 있는 사람은 신체의 뼈와 근육이 약하기 때문에 자주 걷지 않아서 체중이 늘어난다. 그리고 대사증후군에 빠지게 된다.

즉, 대사증후군이 있으면 운동기능저하증후군에 빠지기 쉽고, 반대로 운동기능저하 증후군이 있으면 대사증후군에 빠지기 쉽다. 결과적으로는 양방향으로 치매에 걸릴 가능성을 높이는 꼴이 된다. 대사증후군과 운동기능저하증후군 그리고 치매의 관계는 다음 그림과 같다.

대사증후군 · 운동기능저하증후군과 치매

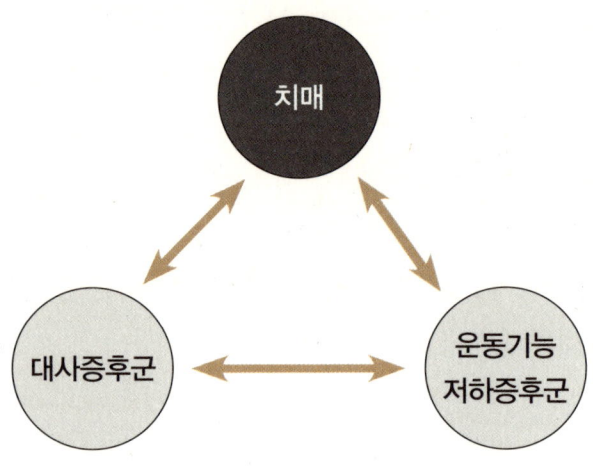

수면 · 보행과 치매(P60~67 참고)

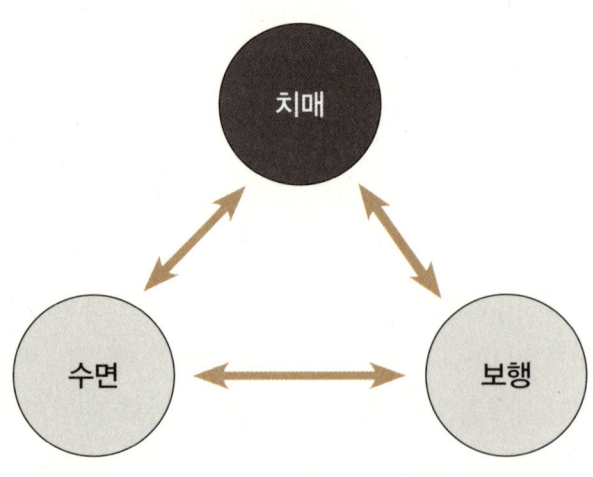

골다공증 조기 발견, 그런데 약 광고?

일반적으로 남성은 대사증후군에 걸릴 위험이 높고, 여성은 운동기능저하증후군에 걸릴 위험이 높다고 한다. 여러분 주변의 사람들을 한번 떠올려 보자. 역시 남자들 쪽에 대사증후군형 체형을 가진 사람이 더 많다.

실제로 40세 이상 남성의 약 50%가 이미 대사증후군에 걸렸거나 대사증후군 예비군(허리둘레 85cm 이상이면서 고혈압, 고혈당, 고지혈증 중 어느 '하나'에 해당되는 사람)이라고 한다. 이는 남성호르몬이 내장지방을 축적하는 작용을 하기 때문이다.

한편, 여성호르몬은 내장지방보다는 피하지방을 축적한다. 그래서 남성보다 대사증후군은 적지만 운동기능저하증후군에 걸릴 위험이 크다. 폐경 이후 여성호르몬의 분비가 적어지면서 골밀도가 떨어지기 때문이다.

골밀도가 떨어지면 뼈가 물러져서, 작은 사고로도 뼈가 쉽게 부러지고 만다. 재채기나 기침 따위로도 갈비뼈가 부러지고, 작게 엉덩방아를 찧었을 뿐인데 척추가 부러지기도 한다.

어떤 제약회사에서는 '나도 모르는 사이에 뼈가 부러졌다.'는 캐치프레이즈로 텔레비전 광고를 방영하기도 했다.

'"허리가 굽었다.", "허리가 아프다."는 신호는 골다공증으로 인해 "나도 모르는 사이에 뼈가 부러진" 상태일지도 모른다.'라는 광고에 나오는 문구이다.

골밀도가 떨어져 뼈가 물러지면, 확실히 '나도 모르는 사이에' 뼈가 부러지고 만다. 허리가 굽었거나 키가 줄었을 뿐인데, 실제로는 척추가 부러졌더라는 이야기도 들린다. 보통은 뼈가 부러졌다면 모를 리가 없다고 생각하겠지만, 통증이 느껴지지 않는 경우도 많아 실제로는 알아채기 쉽지 않다.

골밀도가 떨어져서 작은 충격으로도 뼈가 잘 부러진다면(의학적으로는 '취약성 골절'이라고 말한다) 골다공증이다.

골다공증은 운동기능저하증후군의 대표적인 증상 중 하나이다. 골다공증은 빨리 발견할수록 대처하기 쉽다. 그런데 골다공증을 조기발견하자는 캠페인이 언젠가부터 약 판매 광고가 된 듯한 기분이 든다.

골다공증 치료약에는 주로 두 가지 방식이 쓰인다. 하나는 '골 흡수'를 예방하는 것 그리고 다른 하나는 '골 형성'을 돕는 것이다.

우리 몸의 뼈는 뼈를 만드는 '골 형성'과 뼈 속 칼슘이 빠져나가는 '골 흡수'를 끊임없이 반복하고 있다. 뼈가 물러졌다는 것은 바로 이 밸런스가 무너졌다는 것을 의미하기도 한다.

뼈가 약해지는 속도에 맞춰서 골 흡수가 부드럽게 이루어지도록 만들어주는 약이 '비스포스포네이트Bisphosphonate'이다. 발음하기조차 어려운 이름이지만, 골다공증 치료에서 가장 자주 사용되는 약이다.

한편 골 형성을 돕는 약으로는 '활성형 비타민D_3'를 들 수 있다. 이 약은 칼슘이 몸이 제대로 흡수되도록 도와준다.

하지만 평소에 칼슘과 비타민D가 포함된 음식을 많이 먹고, 매일 조금씩이라도 햇빛을 받으며 걸으면 이런 약의 도움을 받을 필요가 없다.

우리 몸에 필요한 영양소는 음식에서 얻는 것이 기본이다. 비타민D는 자외선을 쬐면 체내에서 자연스럽게 생성된다. 또한 자주 걸으면 뼈에 중력이라는 부담을 줘서 튼튼하게 만들 수도 있다. 골다공증 예방에 햇빛을 받으며 산책하는 것만큼 효과적이고 간단한 방법은 없다고 생각한다.

운동기능저하증후군을 예방하려면?

운동기능저하증후군의 예방법으로 일본 정형외과학회

에서는 다음 두 가지 방식의 '트레이닝'을 추천하고 있다.

- '한발 서기' – 균형감각을 단련한다.
잡을 것이 있는 곳에서 실시한다. 자세를 똑바로 하고 한 발씩 든다.
좌우 1분씩 1일 3회.

- '스쿼트' – 허리근력을 단련한다.
어깨 폭보다 조금 넓게 다리를 벌리고 서서, 엉덩이를 뒤로 빼며 몸을 낮춘다. 이때 무릎이 발끝보다 앞으로 나오지 않아야 한다.
천천히 5~6회 반복. 1일 3세트

이런 트레이닝도 효과적이긴 하지만, 나는 부지런히 자주 걷는 방법을 더 추천한다. 팔다리에 힘이 들어가지 않아서 산책은 물론, 외출도 힘들다는 사람도 있을 수 있다. 하지만 그럴수록 더 의식적으로 걸어보자. 그러면 병상에 누워만 있는 상태나 치매에 걸리는 것을 예방할 수 있다.

대사증후군과 운동기능저하증후군과
치매는 삼각관계.
대사증후군이 있다면 운동기능저하증
후군에, 운동기능저하증후군이 있다면
대사증후군에 빠지기 쉽다.
그리고 어느 쪽이든
치매로 발전할 수 있다.

7.
잘 걸으면 잠도 잘 온다.

수면도 치매와 관계가 있다.

치매환자 중에는 '밤에 잠을 잘 수 없다.', '갑자기 한밤중에 깨곤 한다.', '밤낮이 바뀌었다.' 등 이런저런 수면 문제를 겪고 있는 사람이 많다. 레비소체형 치매의 경우, 수면 중에 큰소리로 잠꼬대를 하는 '렘수면 행동이상'을 보이기도 한다.

사람은 누구나 나이가 들면서 잠자는 시간이 줄어든다. 하지만 치매에 걸린 사람은 '지금 내가 어디에 있지?'라는 기본적인 상태를 파악하는 능력인 '소재식所在識'이 결여되어 있는 경우가 많다. 그래서 불안감이 크다. 치매환자가 한밤중에 갑자기 잠에서 깨면 컴컴한 방 안, 지금 내가 어디에 있는지 모르는 불안감 때문에 더욱 잠들 수 없게 된다. 그래서 온 집안을 돌아다니며 가족들을 깨우는 것이다.

또한 치매에 걸린 사람은 환경 변화에 민감하게 반응하

기 때문에, 장소나 조건 등이 변하면 좀처럼 잠들지 못한다. 집에서는 잘 주무시던 할아버지, 할머니가 요양시설에 입원하자 불면증을 호소하기 시작했다는 이야기는 자주 있는 일이다. 이는 환경의 변화에 대응하는 능력이 떨어지고, 그로 인한 불안감이 증가하기 때문이다.

치매에 걸리면 체내 시계의 조절 능력도 떨어진다고 한다.

이렇게 치매환자가 수면장애를 일으키는 이유로는 여러 가지가 있지만, **가장 큰 이유는 낮 동안의 활동량이 적기 때문이라고 생각한다.**

사람은 누구나 낮에 활발하게 움직이면, 밤에는 지쳐서 금세 잠들 수밖에 없다. 반대로 에너지가 남아돌아 밤에도 쌩쌩하다면 잠들기 쉽지 않다. 이는 지극히 당연한 이야기이다.

수면장애를 겪고 있는 치매환자가 있다면, 낮 동안 많이 걷기를 권한다. 특히 오전 산책을 추천한다. 앞에서도 말했지만 아침 햇빛을 받으며 걷는 것이 무엇보다도 중요하기 때문이다.

우리 몸의 체내 시계는 24시간보다 약간 긴 주기로 움직이지만, 아침 햇빛을 받으면 이 시계가 리셋된다. 일반인보다 체내 시계의 조절능력이 약한 치매환자일수록 더욱 아침 햇볕을 쬐도록 노력하자.

늦어도 아침 기상 후 3~4시간 이내에, 5분이라도 좋으니까 햇빛을 받으며 걸어보자. 그것만으로도 불면증은 금세 사라질 것이다.

어떤 절의 주지스님이 운영하는 요양시설에서는 치매환자들을 시설 내에서 자유롭게 활동하도록 한다고 한다. 다른 시설처럼 여럿이서 같은 활동을 하는 것이 아니라, 혼자서 자유롭게 하고 싶은 일을 하며 하루를 보내게 하기 위해서이다. 거기에는 마루에서 장기를 두는 사람도 있고, 모래장난이나 정원가꾸기를 하는 사람도 있다. 혹은 아무것도 하지 않으면서 시설 안을 돌아다니는 사람도 있다. 다른 많은 요양시설에서 부상을 방지한다는 명목으로, 환자들의 행동을 제한하고 휠체어에 앉아 있게만 하는 것과는 완전히 반대다.

이 시설에 다니는 치매환자들은 낮에 자주 걷고 몸을 많이 움직이기 때문인지, 저녁에 집으로 돌아갈 즈음에는 만족스러운 표정을 짓는다. 낮의 활발한 활동 덕분에 밤에 푹 잠들 수 있어서, 불면증이나 밤낮이 바뀌는 일 등도 일어나지 않는다.

이외에도 오후에 환자들이 함께 시설 주변을 산책하는

프로그램이 있는 요양시설도 있다. 휠체어를 탄 환자도 많기 때문에 직원들까지도 총동원된다. 이렇게 산책을 시작하고서부터 환자들뿐만 아니라 시설 직원들의 수면장애도 개선됐다고 한다.

우리가 자는 동안 뇌 속의 쓰레기가 청소된다.

치매에 걸리면 수면장애가 생기기 쉽다. 마찬가지로, **수면장애가 있으면 치매에 걸리기 쉽다.**

인지기능을 보호하는 데 있어서 질 좋은 잠은 빼놓을 수 없는 요소이다.

기억은 먼저 뇌의 '해마'에 축적된다. 뇌의 좌우에 위치한 해마는 기억을 잠시 보관하는 장소이다. 해마에 일단 저장된 기억은 '대뇌피질'로 전송되고, 다시 거기에서 장기적으로 보관된다.

해마에는 약 1억 개의 신경세포가 있지만 대뇌피질의 기억세포는 100억 개 이상이다. 해마의 약 1000배 이상의 용량이다.

해마와 대뇌피질의 관계는 컴퓨터와 외부 데이터저장소의 관계와 같다. 컴퓨터의 용량이 한정적이기 때문에 새로운 정보를 기록하려면 외부 저장소로 데이터를 이동시켜야 하는 것과 같은 이치이다.

해마에서 대뇌피질로 이뤄지는 이러한 기억의 전송은 우리가 자는 동안에 일어난다. 그래서 기억에는 수면이 빠질 수 없다.

인지기능을 보호하기 위해서도 수면은 매우 중요하다.

알츠하이머형 치매의 원인인 베타 아밀로이드는 우리가 깨어 있는 동안에 뇌에 축적되고, 자는 동안 분해되는 것으로 밝혀졌다. **수면 중에 우리 뇌가 청소되고 있었던 것이다.**

미국 워싱턴 대학에서 실시한 연구에서는, 실험용 쥐가 잠을 자지 못하도록 계속 깨우면 베타 아밀로이드가 해마에 축적된다는 사실을 알아냈다.

사람들은 곧잘 '잠을 자야 큰다.'고 말하지만, 치매에서라면 '잘 자는 노인은 치매에 걸리지 않는다.'라고도 말할 수 있겠다.

하루를 어떻게 보내느냐에 따라서 수면의 질도 바뀐다.

'수면이 중요합니다.'라고 말하면, 환자들은 자신이 몇 시간 자는지에만 신경 쓴다.

여러 연구에서 '7~8시간씩 자면 건강해지고, 오래 살 수 있다.'고 말하기 때문인지, 환자들은 '7시간씩 잘 수 없어요.'라며 나에게 호소하곤 한다.

'젊었을 적에는 7시, 8시까지도 잘 잤는데, 지금은 새벽 4시나 5시에 눈이 떠집니다.'라며 오래 자지 못하는 것에 스트레스를 받는 환자도 많다.

사람은 나이가 들수록 수면 시간도 짧아진다. 이는 자연스러운 생리 현상이다.

그리고 적절한 수면시간은 사람에 따라 다르다. 7시간 이상 자지 않으면 피곤이 풀리지 않는다는 사람이 있는가 하면, 4, 5시간만 자도 머리가 맑아진다는 사람도 있다. 만약 여러분의 일상생활에 지장이 없다면 이미 충분한 수면을 취하고 있다고 보면 된다.

'아침 4시, 5시만 되면 눈이 자동으로 떠져서, 더 오래 잘 수 없어요.'라고 호소하는 환자에게 '몇 시에 잠자리에 드십니까?'라고 물으면 거의 이런 대답이 돌아온다.

'밤 10시에는 잠자리에 들지만, 바로 잠들지는 못합니다. 보통 1시간 후에나 잠에 들지요. 아침에도 4시, 5시부터 1, 2시간은 이불 속에 있습니다.'

이불 속에 있는 시간이 길기 때문에 '이상하게 잠이 안 오네. 불면증인가?'라고 착각하는 것이다. 실제로는 5, 6

시간을 자고 있으면서 말이다. 스스로 '잠들지 못한다.'고 고민하지만 실제 수면시간은 이미 충분하다. 이런 사람은 꽤 많다.

- '잠이 올 때 잠자리에 드세요.'
- '하루에 한 번쯤은 밖에 나가서 햇빛을 받으며 걸어보세요.'

졸리지 않는데 억지로 이불 속으로 들어가봤자 잠은 오지 않는다. 밤인데도 졸리지 않는 것은 앞에서도 말했다시피 몸이 아직 지치지 않은 상태이기 때문에 그렇다. 체내 시계가 실제 시간과 약간 엇갈려 있기 때문이다. 불면증으로 고민하는 사람이라면 하루에 한 번 밖에 나가 산책을 하자.

'밤에 잠이 오지 않는다.', '잠이 쉽게 깬다.'는 사람은 자신이 하루를 어떻게 보내고 있는지를 먼저 살펴봐야 한다.

- 하루에 한 번 밖으로 나가 걷는다.
- 하루에 5분이라도 햇볕을 쬔다.
- 잠이 올 때 이불 속으로 들어간다.

대부분의 불면증은 이 3가지만 제대로 지켜도 금세 개선된다.

> 베타 아밀로이드는
> 우리가 잠든 동안에 청소된다.
> 충분한 수면은 치매예방에 있어서
> 빠질 수 없는 요소이다.
> 나이가 들면서 짧아지는 수면시간은
> 자연스러운 현상이다.
> 밤에 잠들지 못하는 사람은
> 하루 한 번, 밖으로 나가 걸어보자.

8。
수면제가 치매를 부른다.

수면에 대해서 꼭 하고 싶은 이야기가 있다. 바로 수면제에 관한 것이다.

불면증에 시달리는 환자들은 나를 찾아와 '수면제를 처방해주세요.'라고 말한다. 특히 나이가 드신 분들이 많다. 하지만 고령자에게 수면제는 좋지 않다.

먼저, 넘어지기 쉽다. 수면제를 먹고 잠들었다가 한밤중에 화장실을 가다가 넘어져서 뼈가 부러졌다는 사람도 자주 만난다.

현재 일본에서 사용되는 수면제는 4가지 종류가 있다. 그중에서도 가장 자주 사용되는 것이 **'벤조디아제핀계 Benzodiazepine' 수면제이다. 벤조디아제핀계 수면제는 근육을 이완시키기 때문에, 넘어지기 쉽게 만든다.** '할시온Halcion'이나 '레돌민Redormin' 등이 대표적인 벤조디아제핀계 수면제이다.

또한 수면제로 인한 과진정 효과 때문에, 오랫동안 움직이지 않아 욕창이 생기기도 한다. 이 외에 오연성誤嚥

性 폐렴(음식이나 타액이 식도에 들어오지 않고 기관지에 들어가 염증이 일어나는 것)을 일으키기 쉽다는 지적도 있다.

수면제를 자주 복용하면 치매에 걸리기도 쉽다. 이 역시 벤조디아제핀계 수면제일 경우이다. 영국의 한 연구에 따르면, 벤조디아제핀계 약을 정기적으로 복용하는 남성은 그렇지 않은 사람에 비해 3.5배 치매에 걸릴 위험이 높다고 한다.

'잠들지 못하면 수면제를 먹는다.'가 '수면제를 먹으면 잠이 온다.'로 변하고, 결국에는 '수면제를 먹지 않으면 잠들지 못한다.'는 상태로 간다. 그리고 나중에는 수면제 없이는 생활할 수 없게 되고 만다.

자연스러운 잠자기

수면에는 '렘수면(REM sleep)'과 '논렘수면(NREM sleep)'이 있다. 이 둘은 완전히 다르다.

렘수면은 얕은 잠을 말한다. 몸은 깊게 잠들었지만 아직 뇌가 활발히 움직이고 있는 상태이다. 우리가 꿈을 꾸거나 화장실에 가기 위해 일어날 수 있는 것도 렘수면에 들었을 때이다. 반면 논렘수면은 몸과 뇌 모두가 깊게 잠든 상태이다. 이때에 성장호르몬이 분비된다. 우리는 이

두 수면을 90분씩 반복하며 잔다.

우리가 잠에 들면 맨 처음 논렘수면에 빠진다. 그리고 여기서 수면의 질이 결정된다. 조금씩 시간이 지나면서 논렘수면에서 렘수면으로 이동한다. 하지만 수면제로 인한 수면에서는 이러한 흐름이 거의 나타나지 않는다.

술을 마시고 자는 것도 마찬가지이지만, 수면제로 잠드는 것은 자연스럽지 못하다.

수면은 우리의 인지기능을 보호하는 데 큰 역할을 한다. 그래서 수면제에 의존하면 당연히 치매에 걸릴 위험이 커진다. 또한 수면제 없이는 잠잘 수 없게 될 수도 있다. **약 따위에 의존하지 말고, 걷기를 통해 자연스럽게 잠들 수 있도록 노력하자.**

만약 오랫동안 수면제를 먹어왔다면, 금단증상이 생기지 않도록 **조금씩 약을 줄여나가 보자.** 낮 동안 걷기도 잊지 말고!

수면제를 자주 복용하면
치매에 걸리기 쉽다.
'수면제를 먹지 않으면 잠들 수 없다.'
면 완전히 중독된 상태이다.
낮 동안의 걷기로 자연스럽게 잠들자.

9.
걷기는 뇌의 혈류를 증가시킨다.

뇌를 건강하게 만드는 데 있어서 충분한 혈류는 필수 조건이다. 뇌의 신경세포가 혈류 부족에 특히 취약하기 때문이다.

뇌의 에너지원으로는 포도당과 케톤체가 있다. 평소에는 포도당을 에너지로 이용하지만, 포도당을 사용할 수 없는 경우에는 케톤체로 교체된다. 둘 다 혈류를 타고 뇌로 운반된다. 그래서 혈류가 부족해지면, 뇌에 전달되는 에너지 역시 부족해지면서 결국 뇌의 기능저하를 불러오는 것이다.

뇌의 혈류는 나이가 들수록 조금씩 적어진다. 하지만 알츠하이머형 치매, 뇌혈관성 치매, 레비소체형 치매, 피크병 등의 치매에 걸리면 혈류저하는 더 현저히 일어난다.

다만 뇌의 어느 부분의 혈류가 특히 더 저하되기 쉬운지는, 다음 페이지의 그림과 같이 치매의 형태에 따라 다르다. 예를 들어 알츠하이머형 치매의 경우, '측두엽'과 '두정엽' 그리고 '후부대상회'에서의 혈류저하가 특징적이다. 레비소체형 치매는 '후두엽', 피크병은 '전두엽'에서 혈류저하가 나타난다. 뇌의 각 부분이 담당하고 있는 역할도 서로 다르다. 알츠하이머형, 레비소체형, 피크병에서 혈류저하가 나타나는 부분의 역할은 다음과 같다.

- **측두엽** – 주로 기억을 담당하지만, 청각과 후각의 인식과도 관계가 있다.
- **두정엽** – 신체 전체의 감각정보가 모여 있으며, 바깥세계를 인식하는 것과 관계가 있다.
- **대상회** – 계산처리, 학습, 기억 등과 관계가 있지만 호흡기를 조정하는 역할도 한다.
- **후두엽** – 시각과 관계가 있다.
- **전두엽** – 사고, 자발성, 감정, 성격, 이성 등과 관계가 있다.

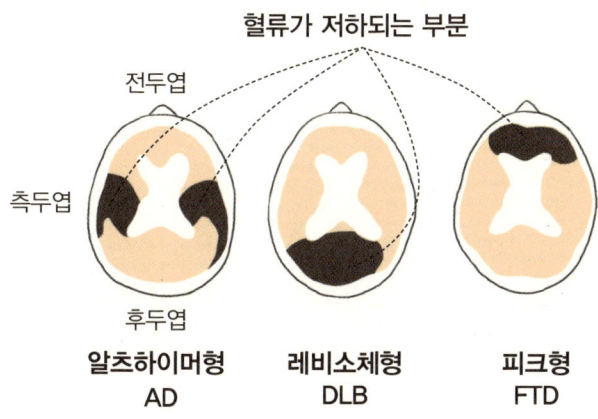

혈류가 저하되는 부분

전두엽
측두엽
후두엽

알츠하이머형 AD
레비소체형 DLB
피크형 FTD

각 치매의 특징적인 증상을 떠올려보자. 왠지 비슷하지 않은가? 혈류가 저하되는 부분과 그 부분이 담당하는 역할 그리고 치매의 특징적인 증상에 관련성이 있다는 것을 알 수 있다.

레비소체형 치매의 특징적인 증상은 앞에서도 언급했지만 환시이다. 그런데 레비소체형 치매에서 혈류가 저하되기 쉬운 후두엽은 시각을 담당하고 있다.

성격 변화를 특징으로 하는 피크병의 경우, 전두엽의 혈류가 저하되는 경향이 있다. 전두엽이 담당하는 역할을 보면 '당연히'라는 생각이 든다.

새로운 일을 기억하지 못하는 이유는 해마의 혈류가 저하했기 때문이다.

치매에 걸리면 뇌의 혈류가 저하한다는 사실을 알았다.

이제 다음으로 알고 싶은 것은 '어떻게 하면 혈류를 증가시킬 수 있을까?'일 것이다.

어떤 연구에서는 **실험용 쥐를 런닝머신 위에 걷게 한 결과, 실험용 쥐 '해마'의 혈류가 증가했다는 사실**을 발견했다고 한다.

해마는 측두엽 안에 있으며 단기기억과 관계되어 있다.

새로운 기억은 먼저 해마에 저장된다. 그리고 수면 중에 대뇌피질로 전송되고, 장기기억으로 보관된다. 이는 앞에서도 설명했다.

치매환자, 특히 알츠하이머형 치매환자는 오래된 일은 잘 기억하면서도 최근에 있었던 일, 새로운 일을 기억하지 못하는 경우가 많다. 이는 해마의 혈류가 저하했기 때문이다.

앞에서 말한 실험용 쥐 연구에서는, 걷는 속도를 '느리다, 보통, 빠르다'의 3단계로 나누어 각각 30초 간 걷게 했다. 그러자 어떤 속도로 걷는지와 관계없이 해마의 혈류가 증가했다고 한다. 다만, 빠르게 걸었을 때는 혈압도 함께 올라가는 경향이 보였다.

이 연구로 알 수 있는 사실은 **'혈압이 오르지 않을 정도의 속도로 걷는 것이 가장 좋다.'**는 것이다. 이 연구에서는 나이가 많은 쥐도 그렇지 않은 쥐와 똑같이 혈류의 증가가 나타났다고 한다.

너무 빠르지 않은 걷기 운동은 나이와 상관없이 해마의 혈류를 증가시킨다. 단기기억의 저하가 치매의 가장 큰 특징이므로, 해마의 혈류를 증가시킨다는 사실은 아주 큰 의미가 있다고 생각한다.

나는 오래전부터 무언가 생각해야 할 때, 걸으면서 생각하곤 했다. 그러면 좋은 아이디어가 쉽게 떠올랐다. 여러분도 비슷한 경험이 있을 것이다. 이는 걸으면서 뇌의 혈류가 증가하자, 머리의 회전도 좋아졌기 때문이다.

치매예방을 위해서만이 아니라, 새로운 기획이나 아이디어가 떠오르지 않을 때에도 가만히 앉아서 고민하기보다는 걸으면서 생각해보자.

> 치매에 걸리면
> 특히 해마의 혈류가 저하된다.
> 뇌의 혈류를 증가시켜 머리가
> 빨리 돌아가게 하고 싶다면 걷자.
> 나이와 상관없이 걷기만 해도 뇌에
> 에너지를 전달하는 혈류가 증가한다.

10.
걸으면 뇌의 신경세포가 늘어난다.

누가 어떻게 걷는지를 보면, 치매에 걸리기 쉬운지 아닌지를 알 수 있다고 제1장에서 말했다. '걷기'와 '치매'는 서로 관련이 없는 것처럼 보이지만, 실제로는 뇌가 걷기를 제어하기 때문에 뇌의 문제가 걸음걸이에도 나타난다는 이야기였다. 이를 좀 더 상세히 설명하자면 뇌의 네트워크와도 연관이 있다.

아주 단순한 동작을 할 때도 우리는 뇌의 여러 부분을 동시에 활용한다. 걷기도 마찬가지다. 주위의 상황을 보며 판단하기 때문에 '보기'나 '공간인식'을 담당하는 뇌의 부분이 함께 움직이는 것이다. 또한 균형을 잡고 서서 양발을 움직여야 하기 때문에, 그러한 신체감각과 관련된 부분도 움직인다. 이렇게 우리가 무엇을 할 때, 뇌의 여러 부분은 동시에 움직이며 네트워크를 형성한다.

그런데 나이가 들수록 뇌의 네트워크는 점점 약해진다. 특히 치매예비군인 경도인지장애(MCI)에 걸린 사람은 나이에 비해 네트워크가 더 약하다. 치매환자라면 훨씬 더 심하다. 그리고 그것이 걸음걸이에 나타난다.

뇌의 신경세포 늘리기

왜 뇌의 네트워크가 약해질까? 해답의 열쇠는 뇌의 신경세포가 쥐고 있다. 뇌에는 무수히 많은 신경세포가 모여 있는데 각각의 신경세포는 정보를 전달하는 역할을 한다.

그런데 뇌혈관에 문제가 생기면, 주위 신경세포의 움직임도 약해지고 문제가 생긴다. 이것이 뇌의 네트워크를 약하게 만드는 하나의 원인이라고 생각된다.

그렇다고 너무 겁낼 필요는 없다. 앞에서 뇌의 신경세포는 나이가 들수록 줄어든다고 말했지만, 다행히도 **신경세포는 나이와 상관없이 다시 만들어지기도 하기 때문이다.**

새로운 신경세포를 만들어내는 데 필요한 것은 바로 걷기 등의 운동이다.

운동을 하면 '**신경영양인자**'라고 불리는 새로운 신경세포가 만들어진다. 즉 **걸으면 신경세포가 늘어날 뿐만 아**

니라, 산소 및 영양분을 전달하며 신경세포를 보호하는 혈관도 늘어나는 것이다.

걷기 등의 운동은 양방향에서 뇌의 네트워크를 강화한다.

> 뇌의 신경세포는 나이가 들수록 줄어들지만, 다시 만들어지기도 한다.
> 운동은 새로운 신경세포를 만들어내는 힘이 있다.
> 신경세포를 보호하는 혈관도 건강해진다.

11.
걸으면 불안이 사라진다.

치매는 '불안'과 깊은 관련이 있다. 나는 치매의 원래 모습이 바로 이 '불안'이라고 생각한다.

치매는 천천히 진행된다. 어느 날 갑자기 치매에 걸리지는 않는다.

- 어제까지도 문제없이 했던 요리, 화장 등이 왜인지 잘 안 된다.
- 매일 다니던 길인데도 헤맨다.
- 물건을 살 때 돈 계산이 잘 안 된다.
- '오늘 아침 뭐 드셨어요?', '오늘은 며칠이죠?'라는 단순한 질문에도 답하기 어려워졌다.
- 같은 이야기를 몇 번이나 반복해서, '또?'라는 말을 듣는 일이 많아졌다.
- 물건을 어디에 둔지 잊어버리거나, 물건을 잃어버리는 일이 많아졌다(물건이 없어진 것처럼 보인다).

항목 하나하나는 '어?'라고 생각할 정도의 작은 변화인지도 모른다. 하지만 작은 변화들이 자주 겹치면 '이상하다.'라고 신경이 쓰이면서 불안해지기 시작한다. '나 자신을 잊어버리게 될지도 몰라.' 하는 공포심마저 느껴질 것이다.

이처럼 치매환자가 안고 있는 불안을 생각하면, 이상한 행동도 조금씩 이해된다.

예를 들면 '피해망상' 치매에 걸린 할머니가 '(자신을 돌봐주던) 딸이 지갑을 훔쳤다!'며 화를 내는 일이 종종 있다. 딸 입장에서는 '열심히 간호하는 나를 범인으로 몰다니!'라고 크게 충격을 받기도 한다.

그래서 의사를 찾아가 이야기를 하면, '치매가 꽤 진행됐네요. 약을 늘려야겠습니다.'라는 대답만 듣고 돌아온다. 하지만 여기서 생각해야 할 것은 '할머니는 왜 딸에게 화를 내는 걸까?'이다.

건강했을 적에 할머니는 아마도 딸 위에 군림하는 스타일이었을 것이다. 그런데 치매에 걸리자, 입장이 완전히 역전되어 버렸다. 그렇지 않아도 '나는 괜찮은 걸까?', '앞으로 나는 어떻게 될까?' 하는 생각으로 불안한데, 딸의 도움 없이는 무엇 하나 혼자서 할 수 없게 된 것이다. 그리고 그때마다 '고마워.'라며 머리를 숙여야 한다. 이는 매우 비참한 기분이 들게 한다. 보통 사람은 상상하기도 어려운 기분일 거라고 생각한다.

'어떻게 해서든 입장을 바꾸고 싶다.' 바로 이 마음 하나로 '딸이 지갑을 훔쳤다!'는 말이 튀어나왔을 거란 예상도 가능하다. 상대를 나쁜 사람으로 몰아서 나를 피해자로 만들고, 한 번에 입장의 역전을 노리는 것이다.

이러한 피해망상은 주위 사람에 따라서 좋게도 나쁘게도 나타난다. '보살펴준다', '간호받는다'처럼 위에서부터의 시선을 받게 되면, 받는 쪽은 비참해지고 불안감도 커진다. 그래서 화를 내고 폭언을 내뱉기도 하며, 심하면 폭력을 휘두르기도 하는 것이다.

치매환자는 불안을 안고 살아간다. 내 맘대로 안 되는 자신, 나도 모르는 나라는 생각 때문에 혼란스러움을 느낀다. 그래서 아주 작은 실패만으로도 쉽게 자신감을 잃고 우울해진다. 이런 치매환자들에게 가장 필요한 것은 '안심'이다. 물론 간호하는 사람도 지치고 힘들 것이다. 그래도 **'치매의 원래 모습은 불안'이므로 '환자가 안심할 수 있게 만들어주는 것이 무엇보다 중요'**하다는 사실을 기억해 주기 바란다.

우울한 뇌는 치매에 걸리기 쉽다.

여기까지 치매의 원래 모습은 불안이라고 설명했다. 실제로 **'자주 불안해하는 사람, 걱정이 많은 사람, 비관적인 생각을 하는 사람은 치매에 걸리기 쉽다'**. 수많은 치매 환자들을 만나온 내 경험상으로도 그렇다.

사람은 크게 우울한 뇌를 가진 사람과 행복한 뇌를 가진 사람으로 나눌 수 있다. 자주 드는 예이지만, 컵에 물이 반 정도 있을 때 '반이나 있다.'라고 생각하는 사람이 있는 반면, '절반밖에 없다.'라고 생각하는 사람도 있다. 여기서 전자를 행복한 뇌를 가진 사람, 후자를 우울한 뇌를 가진 사람이라고 볼 수 있다.

이 외에도 아직 일어나지도 않을 일을 걱정하는 사람이 있는 한편, '일어나지도 않은 일을 걱정해봤자 소용없다.'라며 그다지 관심이 없는 사람도 있다. 이때는 전자는 우울한 뇌, 후자는 행복한 뇌이다.

나는 우울한 뇌를 가진 사람들이 치매에 걸리기 쉬울 뿐만 아니라, 행복한 뇌를 가진 사람들은 치매에 걸려도 '건강한 치매'인 경우가 많다고 느낀다. 건강한 치매란 고노 방식을 만든 고노 가즈히코河野和彦 선생의 표현으로, 알츠하이머형 치매를 말한다.

건강한 치매라는 말에서 연상되듯이, 알츠하이머형 치매에 걸린 사람은 언제나 웃는다. 그래서 본인도, 주위 사람들도 그렇게 힘들지 않다.

한편, 우울한 뇌를 가진 사람은 레비소체형 치매에 걸리기 쉽다. 내 경험으로도 그렇다. 레비소체형 치매의 특징은 앞에서 언급했듯이 사실적인 환시, 손목의 떨림, 근육의 굳음, 몽유병 등이다. 건강한 치매인 알츠하이머형 치매와 비교하면, 간호하기 어렵다는 특징이 있다.

걸으면 행복 호르몬이 증가한다.

치매의 원래 모습은 불안이다.

비관적인 사람일수록 치매에, 특히 레비소체형 치매에 걸리기 쉽다.

이 내용을 이해했다면, 이제 다음의 물음은 '어떻게 하면 불안을 없앨 수 있을까?', '우울한 뇌에서 행복한 뇌로 바뀔 수 있을까?'일 것이다.

이 물음의 답 역시 간단하다. 걸으면 된다. **걷기가 어떻게 행복한 뇌를 만들까? 걸으면 뇌에서 '세로토닌 Serotonin'이라는 신경전달물질이 분비된다.**

세로토닌은 **'행복 호르몬'**이라고도 불린다. 세로토닌이 충분히 분비되면, 마음이 안정되고 행복감을 느끼게 된다.

또한 세로토닌은 역시 중요한 신경전달물질인 '도파민Dopamine'과 '놀아드레날린Noradrenaline'의 폭주를 억제하는 역할도 한다. 도파민은 '이렇게 하고 싶다.'는 욕망을 이루고 '보수'를 얻었을 때 분비되는 신경전달물질이지만, 너무 많으면 '모두 달성해버리자.'라고 폭주하는 경향이 있다.

놀아드레날린은 심한 스트레스를 받으면 분비되는데, 교감신경을 자극하여 몸과 마음을 전쟁 준비 상태로 만든다. 역시 너무 많으면 스트레스와 공포에 민감해진다.

도파민과 놀아드레날린 모두 너무 많으면 좋지 않다. 이때 세로토닌이 그것을 억제하며 뇌의 균형을 지켜준다.

우울한 뇌를 만드는 직업

착실하고 성실한 사람일수록 우울한 뇌가 되기 쉽다. 또한 학교 선생님이나 회사의 경리, 설계기사 등 일하는 시간이 길거나 '실수 없이 해낼 것'이 강하게 요구되고,

섬세한 작업이 필요한 직업일수록 우울한 뇌가 되기 쉽다.

성직자와 결혼한 여성도 마찬가지다. 지금까지 자유롭게 살아왔는데, 갑자기 '성직자의 아내'가 되어 예의에 묶여버린 것이다. 그렇게 오랫동안 스트레스가 쌓이면 치매에 걸리고 만다.

사회생활에서 어느 정도의 규범은 당연히 필요하다. 하지만 지나치게 과한 규범 때문에 자유를 제한당하면 우울한 뇌로 변하기 쉽다. 이때 그러한 억압에서 해방시켜 주는 것이 바로 걷기라는 행위이다.

우울한 뇌로 변하기 쉬운 직업을 가진 사람일수록 걷기를 습관화해서 행복한 뇌로 바꾸려고 노력하자. 우울한 뇌는 손해를 본다.

세로토닌은 걷기 외에도, 햇볕을 많이 쬐면 분비된다. 세로토닌을 분비하는 신경은 아침에 활성화되고 저녁에는 약해지므로, 이왕이면 아침 햇볕을 쬐는 편이 좋겠다.

아침에 산책을 하면 상쾌해진다. 이는 세로토닌이 많이 분비되고 있다는 증거이다. 약이나 건강보조식품 없이 걷기만으로도 금세 행복한 기분을 느낄 수 있다.

치매환자는 불안감 때문에, 어디서나 소극적인 모습을

보인다. 하지만 평소에 자주 걷는 사람은 불안감이 사라진 덕분인지 잘 웃는다. 그래서 설사 기억력 장애가 있다고 하더라도, 일상생활에는 지장 없이 평소처럼 생활할 수 있다. 나는 그런 환자를 보면서, 치매에 걸렸어도 자주 걷는 게 얼마나 중요한지를 깨달았다.

> 치매의 진짜 모습은 불안.
> 치매환자는 불안 속에서 살아가고 있다.
> 불안한 사람, 비관적인 사람은
> 치매에 걸리기 쉽다.
> 걷기로 행복 호르몬을 늘리면,
> 치매예방은 물론 치료도 가능하다.

12.
걷기의 역효과

- 걸으면 대사증후군을 막을 수 있다.
- 걸으면 밤에 잘 잘 수 있다.
- 걸으면 골골거리지 않게 된다.
- 걸으면 뇌의 혈류가 늘어난다.
- 걸으면 신경세포가 늘어난다.
- 걸으면 불안이 사라진다.

지금까지 걷기가 얼마나 치매예방과 치료에 좋은지 여러 면에서 설명했다.

걷기는 치매예방에도 치료에도 좋다. 이는 사실이다. 하지만 '걷는 방법'에 따라서 나쁜 결과를 불러올 수도 있다. 이번 장의 마지막에서는 걸을 때 주의해야 할 점에 관하여 말하겠다.

첫 번째 포인트는 혈압이다.

혈관이 수축하면 혈압이 올라간다. 혈관을 수축, 확장

시키는 역할은 자율신경이 담당하고 있는데, 자율신경은 '교감신경'과 '부교감신경'으로 나뉜다. 여기서 교감신경은 활동할 때의 움직임을, 부교감신경은 안정된 상태에서의 움직임을 말한다.

교감신경이 움직이면 혈관이 수축하며 혈압을 올리고, 부교감신경이 움직이면 혈관이 확장되며 혈압을 내린다. 그래서 너무 빨리 걸으면 혈압이 올라간다. 스스로가 기분 좋다고 느낄 만큼의 빠르기가 가장 적당하다.

'뇌에 좋으니까 열심히 걸어야지!'라는 생각으로 지나치게 속도를 올리면, 교감신경이 긴장해서 혈압이 올라간다.

만약 담배를 피운다면 더 나쁘다. 담배는 혈관을 수축시켜서 혈압을 올리기 때문이다. 그래서 담배를 피우면서 빨리 걸으면, 혈압은 두 배로 올라간다.

두 번째 포인트는 활성산소이다.

활성산소는 산화작용을 하는 산소를 말한다. 원래는 강한 산화력으로 몸속에 들어온 세균과 바이러스를 살균하는 역할을 하지만, 몸속에 활성산소가 너무 많으면 정상적인 세포까지도 산화시켜 버리는 경향이 있다.

산화된다는 것은 간단하게 말해 녹이 슨다는 것을 의미

한다. 그래서 지나치게 많은 활성산소는 신체를 노화시키는 주범이기도 하다.

활성산소가 늘어나는 원인으로는 스트레스, 화학물질, 자외선 등을 꼽을 수 있다. 담배도 활성산소를 늘리는 화학물질의 하나이다. 그래서 걸으며 담배를 피우는 것은 매우 건강에 좋지 않다. 격한 운동도 활성산소를 발생시키므로 너무 빠르게 걷지 말도록 하자.

'마라톤을 자주 하면 오래 살지 못한다.'는 말이 있다. 이는 활성산소 때문이다. 마라톤은 상당히 과격한 스포츠 중 하나로, 체내에 많은 활성산소를 발생시키고 신체를 빠르게 노화시킨다.

이어서 '걷기'와 '달리기'의 차이에 대해서도 조금 언급하고 지나가겠다.

『걷기만 해도 병의 90%를 고칠 수 있다!』에도 적었지만, '조금씩 걸어보세요.'라고 하면, '그럼 내일부터 달리겠습니다.'라고 말하는 환자가 꼭 있다. '걷기는 지루하기 때문'이란다.

하지만 **걷기와 달리기는 완전히 다르다.** 일단 발뒤꿈치와 무릎에 가는 부담이 다르다. 걸을 때는 언제나 한쪽 발이 반드시 땅에 닿아 있지만, 달릴 때는 양발 모두가 땅에서 떨어져 있는 순간이 존재한다. 착지할 때에도 발뒤꿈치와 무릎에 체중의 약 3배 이상의 부담이 간다.

정말 무서운 것은 돌연사의 위험도 있다는 사실이다. 걷기와 다르게 달리기는 심박수를 높인다. 나이가 많은 사람이 심박수 140을 넘으면 부정맥이나 협심증을 일으키기 쉬운데, 달리면 금세 그 정도까지 심박수가 올라간다. 최악의 경우에는 심장이 멈춰버릴 수도 있다.

그래서 **나이가 많은 사람에게는 달리기를 추천하지 않는다.**

어느 정도 체력이 있는 대사증후군형 체형의 사람이 체중을 줄이기 위해 조금씩 달리는 것은 그렇게 나쁘지 않을 수도 있다. 하지만 장기적으로 보면 달리기는 건강에 좋은 습관이 아니다. 특히 나이가 많다면 걷는 편이 훨씬 좋다.

걷기에 적당한 빠르기는 심박수 110 정도이다. 하지만 자신의 심박수를 재면서 걸을 수는 없으니까, **'옆 사람과 이야기할 수 있을 정도'**를 기준으로 생각하면 되겠다. 만약 혼자서 걷는다면 **'콧노래를 부를 수 있을 정도'**의 속도이다.

하루에 1만 보나 걸을 필요는 없다.

걷기는 건강에 좋지만 지나치게 많이 걷는 것은 좋지 않다. 이를 증명한 '나카노조마치中之条町 연구'라는 것도 있다.

나카노조마치 연구는 도쿄도 건강장수의료센터 연구소의 아오야기 유키토시青柳幸利 선생이 주도한, 군마현 나카노조마치의 주민 약 5,000명의 신체활동을 24시간 365일, 15년 간 조사한 연구이다.

연구방법은 다음과 같았다. 먼저 65세 이상의 전 주민 약 5,000명에게 1년에 한 번 아주 자세한 설문조사를 했다. 그리고 이 중 2,000명에게는 매년 혈액검사와 유전자검사를 실시했고, 또한 500명에게는 신체활동계를 매일 붙이고 있도록 했다.

그러자 매우 흥미로운 연구 결과가 나왔다.

'하루 8,000보, 20분의 중강도 걷기(빨리 걷기)'

이것이 건강 및 장수와 연결되며, 가장 많은 병을 예방할 수 있다는 사실이 밝혀졌다. 물론 치매도 예방할 수 있다고 한다.

나카노조마치 연구에 따르면 '하루 8,000보, 20분의 중강도 걷기'를 생활화하고 있는 사람은 지원이나 간호가 필요한 상태, 우울증, 치매, 심장질환, 뇌졸중, 암, 동맥경화, 골다공증에 걸릴 가능성이 적다고 한다. 또한 이보다 적은 신체활동을 하는 사람에 비해 당뇨병에 걸릴 가능성 역시 압도적으로 적다고 한다.

반대로 '하루 1만 보, 30분의 중강도 걷기'로 생활하는 사람은 대사증후군에 빠질 가능성은 적었지만, 그 외 다른 부분에서는 딱히 이렇다 할 변화가 보이지 않았다고 한다. 즉 **특별한 이유로 체중을 줄여야 하는 사람이 아니라면, 하루에 1만 보씩이나 걸을 필요는 없다는 말이다.**

또한 하루 1만 5,000보, 하루 2만 보씩 걸음수가 늘어날수록 면역력이 저하되어, 오히려 병에 걸리기 쉬운 상태가 된다는 사실도 밝혀졌다.

지나치게 많이 걸으면 건강에 좋지 않다는 말은 바로 이 때문이다.

나도 '건강을 위해' 매일 2, 3시간씩 걷다가 입원한 환자를 몇 명 알고 있다. 그래서 이 연구결과도 충분히 이해가 간다. 하루에 3시간을 걸으면 걸음수로는 거의 2만 보나 된다.

덧붙여서 치매에 관해서 이야기해 보자면, 나카노조마

치 연구에서는,

- 하루 5,000보
- 그중 7분 30초는 중강도 걷기

이 생활이 치매를 예방하는 효과가 있었다고 한다.

하루 5,000보는 여러분도 매일 꾸준히 걸을 수 있는 양이라고 생각한다.

그래서 나는 환자에게 '먼저 하루 5,000보를 목표로 합시다.'라고 말한다. 아니면 '20분짜리 산책을 하루에 두 번씩 하세요.'

마지막으로 하나만 더 이야기하자면, 걸을 때의 자세도 중요하다. 허리를 굽히고 걸으면 좋지 않다. 가슴을 펴고 팔꿈치를 뒤로 당기며 보폭은 약간 넓게 그리고 너무 빠르지도 느리지도 않은 속도로 하루 5,000보를 걷자.

무엇이든 너무 많은 건 좋지 않다.
속도가 너무 빨라서도 안 된다.
너무 많이 걸어서도 안 된다.
하루 5,000~8,000보,
콧노래를 부를 수 있을 정도의
속도로 걷자.

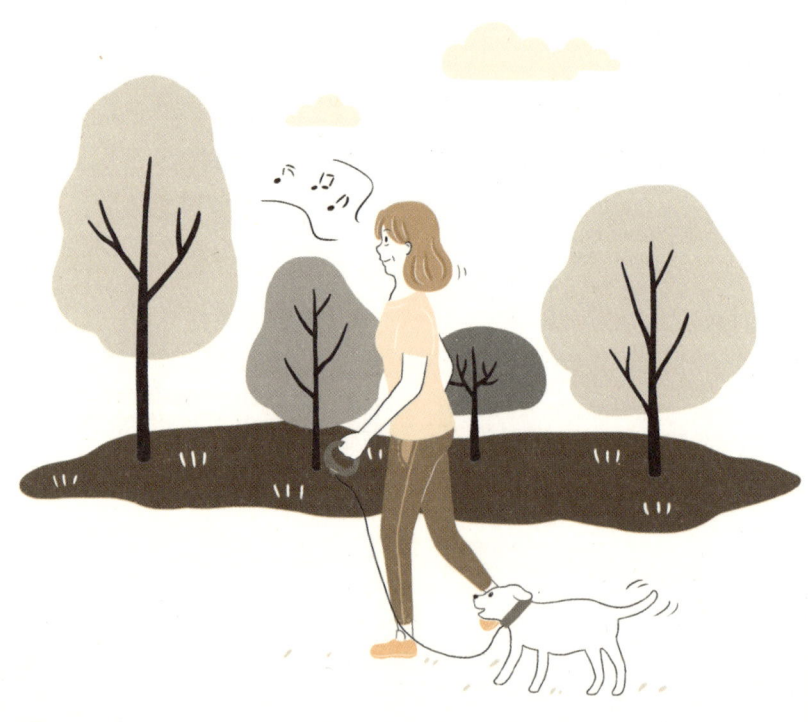

제3장

~하면서 걷기

13。
그냥 걷기만 해서는 아무 소용이 없다.

이 장에서는 '어떻게 걸어야 할까'를 소개하고자 한다. 치매에 걸리지 않게 하는 걷기 방법에는 특별한 요령이 있기 때문이다.

그것은 '~하면서 걷기'이다.

그냥 걷기만 하는 것이 아니라 다른 행위를 하면서 걷기. 그렇다고 스마트폰을 보면서 걸으면 교통사고를 당할 위험이 있으니 삼가도록 하자. 여기서 소개하는 방법은 전혀 위험하지 않은 '~하면서 걷기'이다.

예를 들면 **'짧은 시를 읊으면서 걷기', '계산하면서 걷기', '노래하며 걷기'** 등이다.

여러분은 어떤 것이 가장 맘에 드는가?

지금부터 내가 소개하는 '~하면서 걷기' 방법 중에서, 그날그날의 기분에 따라 재미있어 보이는 것을 한 번 실천해 보기를 권한다. 2장 끝에서 이야기했듯이 긴장을 풀고 안정된 상태에서 부교감신경을 활성화시키며 걷는 것이 가장 중요하므로, 스스로가 '즐겁다'고 느껴지는 방법이 자신에게 가장 잘 맞는 '~하면서 걷기'가 되겠다.

'치매에 걸리고 싶지 않다.', '건강을 유지하고 싶다.'는 소망은 누구나 같을 것이다. 하지만 건강만을 생각하며 하루하루를 사는 건 지루하고 따분하다. '건강을 위해', '치매예방을 위해' 걷기보다는 '재미있다.' 그래서 '매일 하고 싶다.'는 생각으로 걸으면, 결과적으로 치매도 예방할 수 있고 건강도 유지할 수 있다. 또한 마음의 부담도 훨씬 적어져서 더 오래할 수 있다.

왜 '~하면서 걷기'일까?

'코그니사이즈cognicise'라는 말을 들어본 적 있는가?

텔레비전에서도 가끔 소개된 적이 있어서, 어쩌면 한 번쯤은 들어본 기억이 있는 사람도 있을 것 같다.

코그니사이즈란,

- 인지를 의미하는 '코그니션cognition'
- 운동을 의미하는 '엑서사이즈exercise'

두 단어를 합쳐서 만든 조어이다. 아이치현의 국립장수의료연구센터가 개발한 치매예방 운동의 하나로 인지기능의 유지와 향상에 도움을 준다.

국립장수의료연구센터에서는 경도인지장애(MCI)가 의심되는 치매예비군을 대상으로, 일주일에 한 번 90분씩 총 1년간 치매예방 프로그램을 시행했다. 그 결과 1년 후 참가자의 기억력이 향상되었고, 해마의 위축도 개선되었음이 확인되었다.

여기서 시행된 예방 프로그램은 **'100에서부터 3씩 빼며 걷기', '여러 명이 끝말잇기를 하며 발판 오르내리기'** 등 몸과 머리를 함께 움직이는 방식이었다.
이 연구를 통해 **뇌의 기능이 저하되고 있었어도 몸과 머리를 함께 움직이면 인지기능을 개선할 수 있다는 사실이 증명되었다.** 일본에서 발견된 놀라운 증거이다.

이 연구를 통해 개발된 '코그니사이즈'는 몸과 머리를 함께 사용하는 운동이다. 대표적인 것을 몇 가지 소개해보겠다.

코그니사이즈 ❶ 코그니워크

- **머리 운동** : 끝말잇기, 계산
- **신체 운동** : 앞을 바라보며 등을 똑바로 펴고, 평소보다 넓은 보폭으로 걷는다.

코그니사이즈 ❷ 코그니스텝 '스텝 운동+3의 배수에 손뼉치기'

- **머리 운동**

  1부터 순서대로 수를 세다가, 3의 배수에서는 숫자 대신 손뼉을 친다.

- **신체 운동**

  〈기본편〉 제자리 걷기

  〈응용편 ①〉 양발을 나란히 한 채 서서, ① 오른발을 오른쪽으로 크게 내디딘다. → ② 오른발을 다시 원래 자리로 → ③ 왼발을 왼쪽으로 크게 내디딘다. → ④ 왼발을 다시 원래 자리로
  이 스텝을 제자리에서 리듬감 있게 반복한다.
  (코그니스텝 응용편 ①은 104, 105 페이지의 그림을 참고)

  〈응용편 ②〉 양발을 나란히 한 채 서서, ① 오른발을 오른쪽으로 크게 내디딘다. → ② 오른발을 다시 원래 자리로 → ③ 오른발을 앞으로 크게 내디딘다. → ④ 오른발을 다시 원래 자리로 → ⑤ 왼발을 왼쪽으로 크게 내디딘다. → ⑥ 왼발을 다시 원래 자리로 → ⑦ 왼발을 앞으로 크게 내디딘다. → ⑧ 왼발을 원래 자리로
  이 스텝을 제자리에서 리듬감 있게 반복한다.

계속해서 강조하지만, 코그니사이즈의 포인트는 '머리 운동'과 '신체 운동'을 함께 한다는 점이다. 단순히 몸을 움직이는 것이 아닌, 신체와 뇌를 동시에 사용하는 운동이다. 어떤 학자가 **'뇌가 젊어지려면 듀얼태스크**(이중과제)**가 중요하다.**'고 말했는데, 이와 같은 이치이다.

하지만 코그니사이즈니, 듀얼태스크니 하는 표현은 너무 어려워서 기억에 잘 남지 않는다. 그래서 나는 기억하기 쉽게 **'~하면서 걷기'**라고 말하겠다.

어린 시절에는 '~하면서 공부하면 안 돼!', '~하면서 먹으면 안 돼!'라며 부모님께 혼나는 일도 많았다. 하지만 어른이 된 지금은 '~하면서 걷기'를 하지 않은 시간이 아까울 정도이다. 걷기만 해도 뇌와 몸의 건강 모두를 지킬 수 있지만, 이왕이면 머리를 사용하며 걸어보자.

생각해보면 마쓰오 바쇼(松尾芭蕉, 에도시대의 하이쿠 시인)도 전국 각지를 여행하며 하이쿠(俳句, 17음으로 이루어진 일본 고유의 정형시)를 지었다. 교토의 학자는 철학의 길(哲学の道, 일본 교토에 위치한 산책길)을 걸으며 사색에 잠기곤 했다. 걸으면서 생각했기 때문에 괜찮은 아이디어가 떠올랐는지도 모르겠다.

마쓰오 바쇼나 철학자들과 비교할 수는 없지만, 나도 고민거리가 있으면 밖으로 나가 걷는다. 잡지나 강연 등의 의뢰가 들어와도 예전에는 관련 주제에 관해서 금세 생각이 떠올랐지만, 이제는 예전처럼 딱 하고 아이디어가 떠오르지 않는 나이가 되어버렸다. 이럴 때 나는 반드시 걸으면서 생각한다. 걷다 보면 머릿속이 깨끗해지고 '아, 그러고 보니' 하며 생각이 나거나 새로운 아이디어가 '짠!' 하고 떠오르기도 한다.

그러니 여러분도 '~하면서 걷기'를 즐겨보길 바란다. 다음 항목에서는 좀 더 구체적으로 '~하면서 걷기' 방법을 소개하겠다.

> 치매예방 효과가 확실한
> '코그니사이즈' 포인트는
> 머리 운동과 신체 운동의 조합.
> '~하면서 걷기'가
> 몸과 머리를 젊어지게 한다.

코그니사이즈/코그니스텝

오른쪽 · 왼쪽으로 걷기

1→4를 한 세트씩 약 10분 간 반복한다.

1

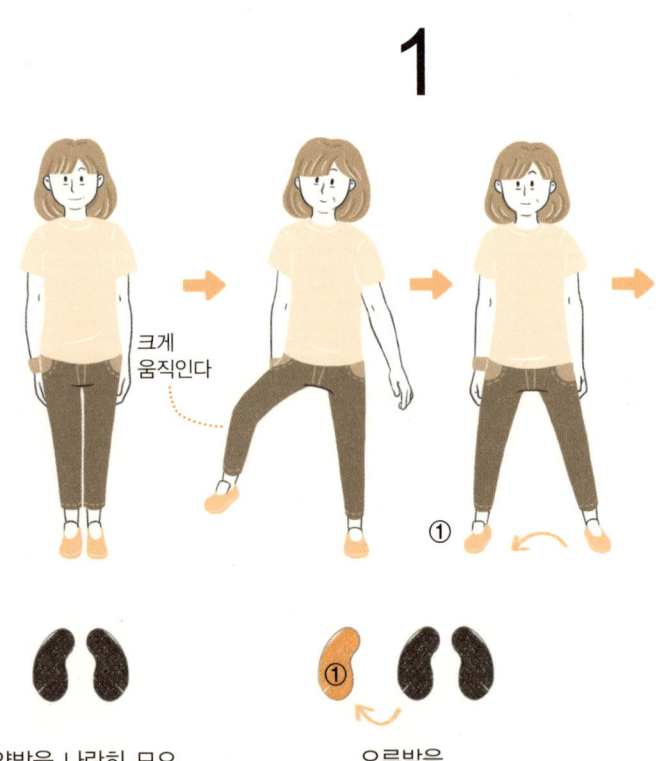

크게 움직인다

양발을 나란히 모으고 서서, 등을 똑바로 편다.

오른발을 내디딘다.

운동으로 뇌를 자극하는 스텝 운동

1부터 순서대로 수를 세다가 3의 배수에서 손뼉 치기

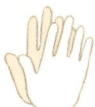

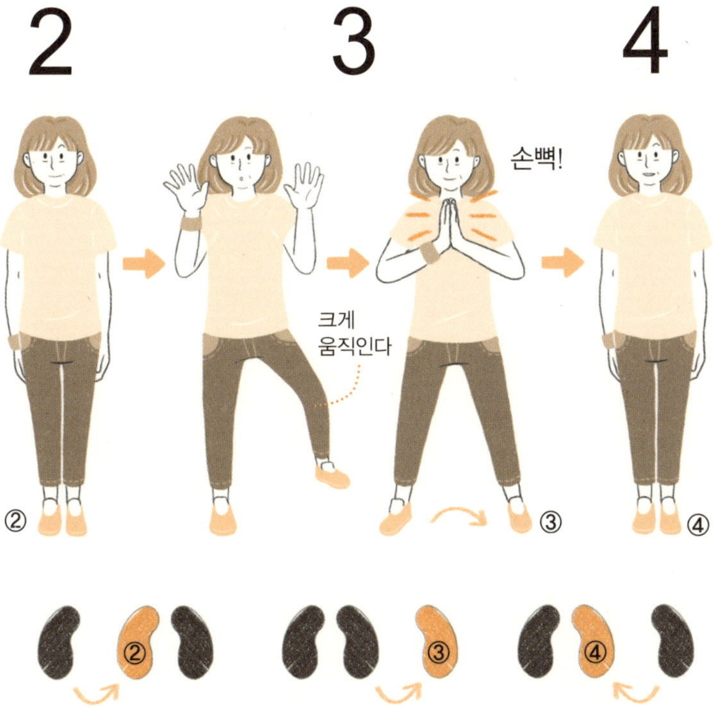

2 → **3** → **4**

손뼉!

크게 움직인다

② ③ ④

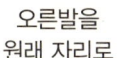

오른발을 원래 자리로

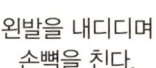

왼발을 내디디며 손뼉을 친다.

왼발을 다시 원래 자리로. 여기까지가 한 세트.

14.
짧은 시를 읊으면서 걷기

'~하면서 걷기'의 첫 번째 주자는 '짧은 시를 읊으면서 걷기'이다. 그냥 걷기만 하는 것이 아니라 짧은 시를 외우면서 걷는 것이다.

일본에는 '센류'라는 '5·7·5' 구조의 17음으로 만들어진 짧은 시가 있다. 5·7·5는 일본인에게 매우 친숙한 리듬이기도 하다.

앞에서 말한 하이쿠 역시 '5·7·5' 구조로 되어 있으므로 '하이쿠를 읊으면서 걷기'도 나쁘지 않다. 하지만 센류에 비해 하이쿠는 조금 어려운 감이 있다.

센류와 하이쿠는 닮아 보이지만 약간 다르다.

먼저 하이쿠에는 '계어季語'가 필요하다. 또한 '~로다', '~구나', '~도다' 등 여운을 주며 매듭짓는 어휘도 따로 있다. 반대로 센류에는 계어나 반드시 써야 할 어휘가 정해져 있지 않다. 센류는 말하는 언어(구어체)로 읊지만, 하이쿠는 쓰기 언어(문어체)가 일반적이다. '~구나'라는 말을 대화에서 사용하는 사람은 없다.

매년 열리는 '샐러리맨 센류 대회'도 꽤 재미있다. 자기 주변에서 일어난 일이나 일상적인 소재를 바탕으로 센류를 짓는다. 여기에 유머도 조금 첨가한다.

누구나 쉽게 지을 수 있기 때문에, 샐러리맨 하이쿠가 아닌 샐러리맨 센류인지도 모르겠다.

자신이 만든 구를 읊으며 단기기억을 훈련하자.

센류와 같은 짧은 시를 지을 때도 가만히 앉아서 생각하기보다는, 걸으면서 생각하는 편이 훨씬 더 좋다. 뇌의 혈류가 늘어나 머리가 빠르게 돌아가면서 참신한 구를 떠올릴 수 있기 때문이다. 걸으면서 눈에 보이는 것들을 시의 재료로 사용해도 좋다. '짧은 시를 읊으면서 걷기'를 자주 하는 사람에게 물으니, 맨 처음 구가 떠오르면 두 번째, 세 번째 구는 자연스럽게 따라온다고 한다.

걸으면서 짧은 시를 지을 수 있게 됐다면, 다음에는 자신이 만든 구를 기억하도록 하자. 머리 운동에도 더 좋은 효과를 가져다준다.

치매예비군이나 치매환자가 제일 먼저 어려움을 호소

하는 것이 바로 단기기억력이다. 조금 전에 있었던 일조차 떠올리기 힘들어한다. 나도 젊었을 적에는 이름이나 휴대전화 번호 등을 한번 들으면 바로 기억할 수 있었다. 하지만 요즘엔 몇 번이고 다시 확인해야 한다.

걸으면서 짧은 시를 짓고 기억하자. 그리고 조금 후에 다시 한 번 떠올려 보자. 이것이 단기기억력을 높이는 훈련이 된다.

한번 걸을 때 짧은 시를 5개 구, 10개 구씩 지으면 그 모두를 기억하기 어려우니, 맘에 드는 2, 3개 구만 기억하고 집으로 돌아가도록 하자.

건망증에 / 편리한 단어 / '그거'와 '저거'

2014년 샐러리맨 센류대회에서 우수작품으로 뽑힌 시 중 하나다. 일상에서의 대화가 '그거'나 '저거' 투성이가 된 사람이라면, 지금부터라도 '센류를 읊으면서 걷기'를 시작하자.

지금까지 센류라곤 한 번도 지어본 적이 없는 사람도 있을 것이다. 그래도 무언가를 새로 시작하는데 너무 늦은 것은 없다. 104세 생일 기념으로 하이쿠 책을 낸 세이

루카聖路 국제병원의 히노하라 시게아키日野原重明 선생님은 98세부터 하이쿠를 시작했다고 한다.

> 5·7·5
> 단어를 모아서
> 치매를 막자.
> 시인이 된 것처럼
> 짧은 시를 짓자!

15.
계산하면서 걷기

코그니사이즈에도 **계산을 하면서 걷는 '코그니워크'**가 있었듯이 숫자를 이용한 방법은 머리 운동에 특히 좋다.

치매환자 중에는 더하기·빼기 등의 단순한 계산이 힘들어졌다는 사람이 많다. 잔돈 계산이 잘 안 되고, 얼마를 내야 할지 몰라서 언제나 만 엔짜리 지폐를 내민다는 사람도 있다. 거스름 동전 때문에 지갑이 빵빵해진 사람에게 추천한다.

'계산하면서 걷기'에서 계산은 아무거나 상관없지만, '50에서부터 3씩 빼기'나 '100에서부터 7씩 빼기'가 가장 자주 이용된다.

50-3=47, 47-3=44, 44-3=41, 41-3=38, 38-3=35…

100-7=93, 93-7=86, 86-7=79, 79-7=72, 72-7=65…

이런 식으로 계속 숫자를 빼나가는 것이다. 마이너스가 됐더라도 계속할 수 있다. '3씩 빼기'나 '2씩 빼기', '5씩 빼기'는 비교적 쉬울지 몰라도 '7씩 빼기', '6씩 빼기'는 조금 어렵다.

빼기만 하기 지겹다면, 재미요소를 더해 봐도 좋다. 바로 자동차 번호판을 이용하는 것이다.

방금 지나간 자동차의 번호판을 보고, 먼저 4개의 숫자를 기억한다. 순서대로 더해 봐도 되고 빼도 좋다. 우리 병원의 환자 중에도 이렇게 놀이처럼 계산하며 걷는 분이 있다.

- 번호판 숫자를 본다.
- 4개 숫자를 기억한다.
- 4개 숫자로 계산한다.

여기에는 다음과 같은 3가지 순서가 숨겨져 있다. 단순 빼기보다는 조금 어렵지만, 게임하는 느낌으로 즐길 수 있다.

4개 숫자를 순서대로 더하지 않고, 빼거나 곱하는 방법도 있다. 나누기는 어렵겠지만. 꼭 4개 숫자라고 생각하지 않아도 된다. 2개의 두 자리 숫자로 봐서 두 자리 덧셈, 뺄셈을 할 수도 있다.

좀 더 응용하자면 번호판 숫자를 이용하여 하나의 식을 만드는 놀이도 있다. 예를 들면 답이 '1'이 되는 식을 생각해 보는 것이다.

예를 들어 지나간 자동차의 번호판이 '1234'였다고 해보자.

$12 \div 3 \div 4 = 1$
$1 \times 2 - (4 - 3) = 1$

확실히 단순히 더하고 빼는 계산보다는 어려워진다. 하지만 마침내 '1'이 되는 식을 발견해내면 '오 예!' 하고 소리를 지르게 될 것이다.

뇌를 훈련하며 걷기.
단순 계산이 싫증났다면
차 번호판으로
답이 '1'이 되는 식을 만들어보자!

16.
노래 부르며 걷기

몸을 움직이며 머리도 흔들어보자. 이렇게 두 가지 동작을 함께 하면, 뇌의 여러 부분을 동시에 사용할 수 있다. 특히 뮤지컬이 아주 좋은 예이다. 대사를 외워서 연기를 하고, 노래를 부르며 춤까지 춘다. 듀얼태스크라고 말하기 부족할 정도다. 자그마치 3~4가지 동작을 동시에 해낸다.

최근 중장년층을 중심으로 뮤지컬, 연극 등의 활동을 하는 시니어 단체가 전국 각지에 늘어나고 있다. '정년 이후에도 보람 있는 일을 하고 싶다.', '새로운 친구를 사귀고 싶다.' 등 참가 이유도 다양하다. 나는 이러한 활동이 치매를 예방하는 데에도 큰 도움이 된다고 생각한다.

뮤지컬은 대사 외우기, 말하기, 노래 부르기, 춤추기 등 다양한 동작을 동시에 하는 상당히 높은 수준의 '~하면서 걷기'이다. 몸 전체를 사용하기 때문에 팔, 다리, 허리 등에도 매우 좋다. 무대 위에서 객석에 들릴 정도로 목소리를 내야 하기 때문에 복근이나 호흡근을 단련할 수도 있다. 뮤지컬은 온종일 병상에 누워 있기만 하는 상태나 누군가의 도움 및 간호가 필요한 상태에 빠지지 않도록 해준다.

하지만 뮤지컬에도 하나의 단점이 있다면, 누구나 쉽게 따라 하기는 어렵다는 것이다. '사람들 앞에서 연기하는 게 부끄럽다.'고 생각하는 사람도 적지 않다. 그래서 여기에서는 뮤지컬과 비슷한 효과가 있지만, 언제 어디서 누구나 손쉽게 할 수 있는 걷기 방법을 추천하고자 한다. 바로 **'노래 부르며 걷기'**이다. 말 그대로 노래를 부르며 걷는 것이다.

내 취미는 골프와 노래방이다. 하지만 최근엔 시간이 없어서 골프할 기회가 부쩍 줄었다. 그래도 노래방은 틈만 나면 간다. 직장에서 짜증나는 일이 있을 때 친구와 함께 노래방에 가서 신나게 노래를 부르면 스트레스가 풀린다.

여러분도 이미 알고 있겠지만, 노래를 부르면 머리도 깨끗해지고 마음도 정리된다. 이는 편안한 상태에서 부교감신경이 움직이며 뇌의 혈류를 증가시키기 때문이다.

'음악요법'은 치매환자를 돌보기 위한 하나의 방법으로 의학적으로도 자주 활용된다. 앞에서 치매의 본질은 불안이라고 소개한 바 있다. 음악은 그러한 불안을 진정시

켜주고, 뇌에 기분 좋은 자극을 준다.

치매와 멀어지는 음악요법

경도인지장애(MCI)에 음악요법이 효과가 있다는 사실이 학계에 보고되기도 한다.

예를 들어 MCI 환자 7명을 대상으로 일주일에 한 번씩 1년간 음악 프로그램을 진행했던 연구에 대해 이야기해 보겠다. 이 연구에서 시행한 자세한 프로그램 내용은 다음과 같다.

> ① 시작하는 노래 : 일주일 동안 있었던 일을 소재로 작사한 노래를 부른다.
> ② 스트레칭
> ③ 사람들이 좋아하는 노래를 부르거나, 새로운 노래를 배운다.
> ④ 댄스
> ⑤ 악기 연주
> ⑥ 시작하는 노래의 가사를 기억한다.

이 연구에서는 음악요법을 시작하기 전과 후에 인지기능을 검사하는 'MMSE(간이정신상태검사, mini mental state examination)'라는 테스트를 실시했다. 그랬더니 평균점이 올라갔음을 확인할 수 있었다. 음악요법에 참가한 횟수가 많은 사람일수록 점수가 개선되는 경향도 보였다.

이와 같은 결과는 다른 연구에서도 나왔다. 노래방에서 **'노래 부르기 프로그램'**을 반 년 간 실시하자, 의욕과 주의성이 개선되는 효과가 나타난 것이다. **MCI 환자가 음악 프로그램에 계속 참여하도록 하자, 대화가 늘었고 의욕이 향상되었으며 대뇌기능이 활성화되었다**는 결과도 있다.

노래, 듣기만 하지 말고 함께 불러보자!

노래를 부르며 걸을 때 주위에 아무도 없다면, 복식호흡을 하면서 조금 큰 목소리로 노래를 불러보자. 그러면 가슴근육, 등근육, 복부근육 등 상반신 근육을 보다 효과적으로 사용할 수 있게 된다. 나는 가끔 노래를 부르면서 하이킹을 하기도 한다. 기분도 매우 좋아진다.

걸으면서 노래를 부르려면, 먼저 노래 가사를 기억해야 한다. 차근차근히 한 곡부터, 자기가 좋아하는 노래의 가사를 외워보자.

요즘에는 귀에 이어폰을 꽂고 음악을 들으며 걷는 사람

도 많다. 이것도 나쁘지는 않다. 하지만 이왕이면 듣기만 하지 말고 함께 따라부르는 등 능동적으로 음악을 즐겨 보는 건 어떨까? 음악에 맞춰서 리드미컬하게 발을 까딱거려도 좋다.

> 노래를 부르면
> 마음이 편안해지고 뇌가 활성화된다.
> 노래 부르며 걷기는
> 아주 손쉽게 할 수 있는 음악요법이다.

17。
팔꿈치를 당기며 걷기

얼마 전, 한 노인단체에서 강연을 한 적이 있다. 거기서 나는 '지금부터 자리에서 일어나 제자리 걷기를 해 봅시다.'라고 말하고, 참가자들의 걸음걸이를 체크했다.

그런데 대부분의 사람이 팔을 거의 흔들지 않은 채 걷고 있었다. 그래서 '좀 더 크게 팔을 흔들어 주세요.'라고 말했지만, 여전히 사람들은 팔을 앞으로만 흔들었다.

제1장에서 '걸음걸이를 보면 치매에 걸리기 쉬운지 아닌지를 알 수 있다.'고 이야기했다. 나는 오래전부터 걸음걸이에 그 사람의 건강(혹은 쇠약)이 나타난다고 생각해 왔다. 정확히 말하자면, **걸을 때 팔을 얼마나 뒤로 흔드는지를 보면 그 사람의 건강을 알 수 있다**는 말이다.

여러분도 지금 당장 책을 덮고 자리에서 일어나 제자리걸음을 걸어보자. 이때 중요한 것은 팔을 자연스럽게 굽히고 최대한 뒤로 당기는 것이다.

어떤가? 뒤로 잘 당겨지는가?

팔을 앞으로만 흔들면 편하지만, 팔꿈치를 뒤로 당기려

면 의식적으로 노력해야 한다. 어떤 사람들은 팔꿈치를 뒤로 당길 때, 어깨 주위의 통증을 호소하기도 한다.

이는 어깨관절이나 견갑골 주위가 굳어졌다는 증거이다. 팔꿈치를 당기며 걷기에서 중요한 포인트는 어깨관절과 견갑골을 움직이는 것이다.

여러분도 이미 알고 있듯이, 관절이란 뼈와 뼈의 연결 부분이다. 관절은 나이가 들수록 굳어지는데, 이는 곧 움직일 수 있는 범위도 점점 줄어든다는 것을 의미한다.

어깨관절 외의 다른 관절도 마찬가지다. 예를 들어 보폭이 좁은 사람은, 고관절이 굳어진 상태라고 볼 수 있다. X선으로 촬영해 보면 관절 부분이 새하얗게 나온다.

견갑골은 양어깨 뒷부분에 있는 역삼각형의 뼈를 말한다. 최근에 **'견갑골 스트레칭'**이란 말이 유행하기도 했다.

견갑골 주위는 우리 몸에서도 근육이 가장 많은 부위 중 하나다. 그래서 견갑골 주위가 딱딱하게 굳으면, 혈액의 흐름이 나빠지고 어깨결림, 자세 악화 등으로도 연결된다.

견갑골은 스포츠에서도 중요하다. 나도 골프를 치지만, 골프를 잘 치는 사람은 허리근육이 단단하고 견갑골이 부드러운 경우가 많다. 견갑골이 건강한 사람일수록 공을 한 번에 멀리 날려보낼 수 있다.

하지만 '노화는 견갑골부터'라는 말이 있듯이, 견갑골은 우리 몸에서 노화가 빨리 나타나는 부분 중 하나이기도 하다.

'견갑골 스트레칭'의 포인트는 견갑골 주위를 스트레칭하는 것이다. 간단히 말하자면, 견갑골을 움직이는 것이다.

인터넷에서 '견갑골 스트레칭'을 검색해 보면 수많은 정보가 나온다. 방법도 아주 다양하다. 하지만 **제일 간단하게 견갑골을 움직이는 방법은 '팔꿈치를 뒤로 당기며' 걷는 것이다.**

팔꿈치를 뒤로 당기면 자연스럽게 가슴이 열리며 자세도 좋아진다. 걸을 때 단 몇 분만이라도 팔꿈치를 당기고 마음껏 팔을 흔들면서 걸어보자!

걷기의 기본은
팔꿈치를 당기며 걷는 것.
팔을 뒤로 흔들기만 해도
어깨 관절과 견갑골이 젊어진다.

18.
가장 간단한 '~하면서 걷기'는 '보면서 걷기'

머리를 사용하며 걷는 것이 '~하면서 걷기'의 기본이다. 실제로 밖에 나가 걸어보면 시각, 청각, 후각 등 여러 가지 자극이 한꺼번에 몸 안으로 들어온다. 이렇게 오감을 활용하며 걷는 것도 훌륭한 '~하면서 걷기'가 될 수 있다.

'오감을 활용하며 걸어 봅시다.'라고 하면, 대부분은 하이킹처럼 산림이 우거진 곳에서 걷는 것만을 상상한다. 하지만 꼭 그러지 않아도 된다. 시골이면 시골, 도시면 도시, 낮이면 낮, 밤이면 밤, 각각의 풍경이 있다.

아무리 아름다운 풍경도 멍하니 걷기만 하면 아무것도 느끼지 못한다. 평소에 익숙한 풍경이라도 호기심을 갖고 의식적으로 오감을 활용하며 걸어보자. 그러면 여러 가지 정보와 자극이 뇌로 흘러들어온다.

도시의 풍경도 나름 재미있다. 이름이 이상한 가게도 있고, 특이한 간판도 볼 수 있다. 그냥 지나치는 길에도 여러 사람들이 있고, 주인과 함께 산책하는 개의 종류도 다양하다. 이들을 그냥 흘끗 보면서 걷기만 해도, 우리가 모르는 사이 뇌가 활성화된다. 본다는 행위는 뇌에서 정보를 처리하면서 이루어지기 때문이다.

나이가 들면 점점 시야가 좁아진다.

젊었을 적에는 앞에서 아는 사람이 걸어오면 금세 알아차릴 수 있었다. 하지만 나이가 들어서는 사람을 알아보지 못하고 그냥 지나쳐버리는 경우가 많다. 노인 운전자는 교통사고도 자주 일으킨다.

이는 시각인지력이 저하되어 시야가 좁아졌기 때문이다.

사람의 시야는 약 200도라고 한다. 눈을 움직이지 않아도 좌우 각각 100도씩 보고 있다는 말이다. 아이에서 성인이 될 때까지 시야는 점점 넓어지지만, 나이가 더 들면 반대로 시야가 좁아진다. 보통 노인들의 시야는 160도 정도밖에 안 된다고 한다.

또한 무언가가 시야에는 들어와도, 뇌가 그것을 인식하지 못하거나 정보를 처리하는 데 오랜 시간이 걸리기도 한다.

그래서 '보는' 훈련은 매우 중요하다.

걸으면서 눈에 비치는 풍경을 받아들이기만 해도 '걷기'와 '시각정보처리'라는 두 개의 뇌 네트워크를 동시에 활용할 수 있다. 눈을 감으면 똑바로 걸을 수 없는 이유도, 뇌가 시각정보를 처리하고 그것을 보정하는 역할을 하기 때문이다.

'본다'는 것을 의식하면서 '보면서 걷자'. 이는 언제 어디서나 할 수 있는 가장 손쉬운 치매예방법이다.

눈에 비치는 풍경을 바라보며 걷는
'보면서 걷기'는
'시각정보처리 + 걷기'라는
훌륭한 듀얼태스크이다.
가장 손쉬운 치매예방법이다.

19.
걷기만으로 부족하다면?
'댄스'와 '노르딕(폴) 워킹'

지금까지 다양한 '~하면서 걷기' 방법을 소개했다. 하지만 여러분 중에는 걷기만 하는 건 지루하다고 생각하는 사람도 있을 것 같다. 그렇다고 해서 달리기를 추천할 수는 없다. 앞에서도 언급했듯이, 달리기는 무릎에 부담을 주고 돌연사의 위험도 안고 있기 때문이다. '자전거는 어떻습니까?' 하고 물어오는 사람도 많다. 하지만 자전거를 활용한 운동은 전신 운동보다는 하반신 중심 운동이 되기 때문에 추천하지 않는다. 또한 걸을 때에는 우리 몸에 중력이 가해지는 반면, 자전거를 탈 때에는 그 강도가 약해지기도 한다.

그래서 나는 요즘 유행하는 '댄스'를 추천한다. 댄스의 치매예방 효과를 보여주는 연구결과도 속속 나오고 있다. 75세 이상 769명의 사람들을 대상으로 조사한 해외의 한 연구에서는, 댄스가 취미인 사람은 그렇지 않은 사람에 비해 치매에 걸릴 위험이 0.24배 적었다는 결과가 나왔다. 0.24배는 약 4분의 1이다.

이 연구에서는 댄스뿐만 아니라 보드게임, 독서, 십자 퍼즐 맞추기 등 6종류의 지적 활동과 집안일, 걷기, 수영 등 11종류의 신체활동과 치매와의 관계를 조사했다. **이 중에서 치매에 걸릴 위험을 가장 낮췄던 것이 바로 '댄스' 였다.**

덧붙여서 말하자면, 걷기의 치매예방 효과는 0.67배였다. 효과는 괜찮은 편이지만, 댄스에 비하면 조금 부족하다. 역시 그냥 걷기보다는 머리를 사용하며 걷는 '~하면서 걷기'가 좋지 않을까?

댄스에도 여러 종류가 있다.

그중에서도 '치매예방에 좋다'고 자주 언급되는 것이 '사교댄스'이다.

사교댄스는 음악에 맞춰서 스텝을 밟아나가는 춤이다. 동시에 상대방의 움직임과도 맞춰야 한다. 한 번이라도 사교댄스를 춰본 적이 있는 사람은 알겠지만, 은근히 머리가 필요한 운동이다.

또한 사교댄스는 남녀가 짝이 되어 춤을 추는데, 아무리 나이가 들어도 이성은 의식될 수밖에 없기 때문에 뇌에도 좋은 자극으로 작용한다. 여러분도 어렸을 때 운동회 등에서 워크댄스를 춘 경험이 있을 것이다. 같은 반 여자아이와 차례대로 손을 잡으며 췄던 바로 그 댄스다. 나도 어릴 적에는 워크댄스를 추면서 가슴이 두근거렸던 기억이 있다.

하지만 사교댄스는 머리와 신체 모두를 상당히 고도로 사용하는 운동인 만큼 진입장벽이 높다. 40, 50대가 시작하기에는 나쁘지 않지만, 70, 80세가 넘어서 시작하기는 어렵다.

처음 배우기 쉬운 댄스로는 훌라댄스나 백중맞이 춤 등 조금 동작이 느린 댄스가 괜찮을 것 같다. 우리 부모님도 백중맞이 춤을 좋아하신다. 그래서 댄스 클럽에도 가입하셨다. 어쩌면 이것이 최근까지도 다른 사람들의 도움 없이 생활하실 수 있었던 요인 중의 하나였을지도 모르겠다.

아니면 텔레비전에 나오는 아이돌 그룹의 춤을 따라 추는 것도 추천한다. EXILE은 너무 전문적이라서 어려울 수 있지만, AKB48이나 쟈니스 그룹의 안무라면 쉽게 따라 할 수 있을 듯하다. 동작과 가사를 함께 기억하면, 춤을 추며 노래도 할 수 있다. 한 번 해보자. 정말로 신나고 즐겁다.

폴을 이용하여 걷기

걷기만으로는 부족하다는 사람에게는 **'노르딕 워킹'** 또는 **'폴 워킹'**을 추천한다. 둘 다 2개의 폴(지팡이)을 양손에 쥐고 걷는 운동이다. 하지만 다른 점도 많다.

먼저 노르딕 워킹은 핀란드 크로스컨트리팀의 여름용 훈련법으로 발명된 운동이다. 반면 폴 워킹은 안정된 상태에서 똑바른 자세로 걷는다. 그리고 일본에서 만들어졌다.

둘 다 전용 폴을 사용하지만 그 모양이 약간 다르다. 폴 워킹에서 사용하는 폴은 지면에 닿는 부분이 공 모양의 고무로 되어 있다. 하지만 노르딕 워킹용 폴은 끝부분 고무가 날카롭다. 크로스컨트리처럼 폴을 찔러 지면을 밀어내고, 그 추진력으로 앞으로 나아가기 때문이다. 그래서 앞으로 쏠린 자세가 되고 보폭도 넓어진다. 반면 폴 워킹은 끝이 둥근 폴로 지면을 찌르며 자세를 똑바로 하고 걷는다.

이처럼 노르딕 워킹과 폴 워킹은 비슷해 보이지만 다른 점이 더 많다. **운동강도가 더 높은 것은 노르딕워킹** 쪽이다. 아무래도 동작이 활동적이기 때문에, 폴을 찌르는 힘과 큰 보폭으로 걸을 수 있는 튼튼한 다리 등 체력에 자신이 있는 사람에게 적합한 워킹 스타일이다.

두 방법 모두 일반적인 걷기보다 어깨와 견갑골을 더 사용하기 때문에 상반신 운동에 효과적이다. 일반적인 걷기에 비하면 에너지 소비량이 30~50%나 늘어난다고 한다.

전용 폴과 폴을 쥐고 걸을 수 있는 장소가 필요하다는 점에서 약간의 제한이 있지만, **'몸 전체를 사용하여 걷고 싶다'**는 사람에게라면 추천할 만한 운동이라고 본다.

노르딕 워킹과 폴 워킹에 짧은 시 읊기, 계산하기, 노래 부르기 등을 조합하여 '~하면서 걷기'를 즐겨보는 건 어떨까?

노르딕 워킹

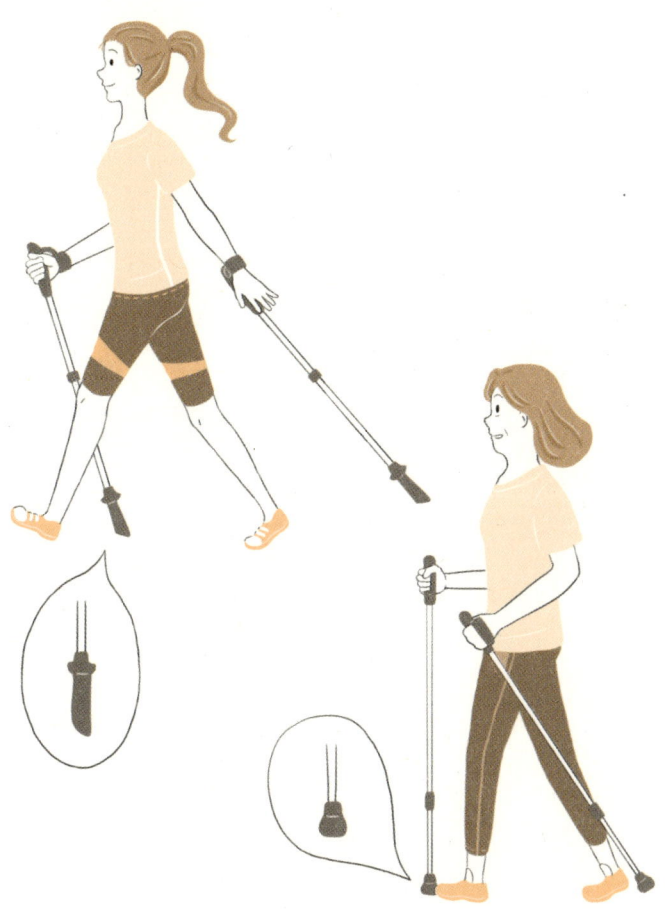

폴 워킹

걷기만으로 부족하다면,
댄스나 노르딕(폴) 워킹을 추천한다.
상반신의 운동량이 늘어나면서,
치매예방 효과도 증가한다.

제4장

걸을 수 없는
상태일 때 걷기

20.
두 개의 지팡이로 폴 워킹

지금까지 '치매에는 걷기가 가장 효과적이다.'라고 계속 이야기했다. 그리고 여러 가지 걷기 방법도 소개했다. 나는 강연에서도 '여러분, 자주 걸읍시다!'라고 목소리를 높이는 편이다. 하지만 참가자 중 몇몇은 '걸을 수 없다면 어떻게 해야 하나요?'라고 묻기도 한다. 이 책을 읽고 있는 사람 중에도 다리와 허리가 약해서 혼자 걸을 수 없는 사람이 있을 것이다.

무릎이 아프다, 허리가 아프다, 휘청거리며 걷는다. 이처럼 나이가 들면 누구나 몸 여기저기가 부실해진다. 그래서 많은 사람이 쉽게 걷기를 포기해 버린다. 하지만 나는 그렇게 간단히 포기하지 않기를 바란다. 좀 더 고민하고 생각해 보면 어떻게든 걸을 수 있는 방법이 분명히 있기 때문이다.

지팡이나 보행기, 보행차 등의 보행 보조용품을 이용해 보는 것도 그러한 고민 중 하나다.

앞에서 '걷기만으로 부족하다고 느낄 때 걷는 방법'으

로서 폴 워킹과 노르딕 워킹을 소개했다. 이 중 폴 워킹은 **'경도의 무릎관절증, 고관절증을 가진 사람도 무리 없이 실천할 수 있는 운동'**으로, 정형외과 의사 안도 구니히코安藤邦彦 씨가 개발한 것이다.

노르딕 워킹은 폴을 뒤로 쭉 밀어내기 때문에, 활동적이며 앞으로 약간 쏠린 자세가 된다. 반면 폴 워킹은 폴을 몸 앞에 두기 때문에 보다 안정적이고 바른 자세로 걸을 수 있다.

지팡이를 사용해 걷는다고 하면 일반적으로 사람들은 지팡이 하나만을 떠올린다. 하지만 지팡이를 하나만 짚으면 지팡이를 잡고 있는 쪽으로 몸의 중심이 쏠리고 만다. 반면 지팡이 두 개를 각각 한 손에 한 개씩 쥐고 걸으면, 균형을 잡기 쉬울 뿐만 아니라 허리를 똑바로 펼 수도 있다.

50~80대 남성 19명을 대상으로 한 실험에서도, 폴 워킹은 잘 넘어지지 않는다는 결과가 나온 바 있다.

넘어질까 두려워서 외출하기 힘든 사람, 무릎이나 허리에 통증이 있는 사람은 지팡이 두 개를 이용한 폴 워킹을 꼭 해보길 추천한다.

넘어질까 두려운 사람은
지팡이 두 개를 이용하자!
정형외과 의사가 개발한 폴 워킹은
다리와 허리가 약한 사람도
문제없이 걸을 수 있는 방법이다.

21.
실내에서도 걸을 수 있다.

다리와 허리 등에 문제가 있어서 걷기 힘든 사람이라면, 먼저 자신의 집안에서 걸어보기를 추천한다.

의외로 집안은 걷기에 매우 적합한 환경이다.

일단 무엇보다 안전하다. 자동차나 오토바이, 자전거 등에 치일 일이 없다. 또한 대부분의 집안 바닥은 다다미나 융단, 부드러운 마루 등으로 되어 있기 때문에 넘어져도 크게 다치지 않는다.

물론 발을 디딜 장소가 없을 정도로 좁은 집도 있을 수 있다. 어쩌면 '우리 집은 턱진 곳이 많아서 걷기 힘들다.'는 사람도 있을 수 있다. 하지만 그렇다고 해서 걷기를 포기하는 것은 정말로 안타까운 일이다.

걷기 위해 집안의 모든 장애물을 없애야 할까? 나는 그렇게 생각하지 않는다. 집안의 장애물이 없어지면 오히려 다리와 허리를 약하게 만든다고 보기 때문이다.

몇 년째 살고 있는 자신의 집이다. 여러분은 집안 어디에 턱진 곳이 있는지 이미 알고 있다. 턱진 곳이 크면, 넘어져서 다치지 않도록 더 조심하고 주의하게 된다. 오히려 2cm 정도의 작게 턱진 곳이 무심코 걷다가 걸려 넘어지게 만든다.

우리 병원에 오는 환자들을 봐도, 턱진 곳이 크거나 계단이 높으면 '넘어지면 안 돼.', '떨어지면 안 돼.'라고 긴장하며 걷기 때문인지 아무도 넘어지지 않는다. 나는 이렇게 '위험하다.', '주의해야 한다.'고 신경을 쓰는 것, 긴장하는 것도 매우 중요하다고 생각한다. 머리를 사용하게 되기 때문이다.

장애물이 완전히 없어져 버리면 '조심해야 한다.'는 의식까지 사라져 버린다. 그래서 턱진 곳이 있는 집이나 계단, 발 디딜 장소가 없는 마루 등이 오히려 더 활용하기 좋다고 본다.

야마구치현에는 '꿈의 호수마을'이라는 노인복지시설이 있다. 이 시설의 운영자인 후지와라 시게루藤原茂 씨는 '장애물 없음'이 아닌 **'장애물 있음'**이란 방침을 내세웠다. 그래서 턱진 곳이나 계단, 언덕 등 우리 일상에 존재하는 '장애물'을 시설 내에 의도적으로 설치했다. 시설을 이용하는 노인들은 그러한 장애물을 극복하는 연습을 하며 행동범위를 조금씩 넓혀나간다.

다리와 허리는 사용하지 않으면 약해진다. 밖에서 자주 걷지 않는 사람일수록 집안을 '운동장'으로 활용해 보자. 집안의 장애물을 완전히 다 없애지 말고 일부는 남겨놓자. 대신 손잡이나 봉 등을 달아서, 일어설 때 붙잡을 수 있게 만들면 된다. 그렇게 아직 남아 있는 기능을 최대한 사용하며 걸어보자.

> 밖에서 걸을 수 없다면
> 집안에서라도 걷자.
> 턱진 곳도, 계단도, 마루에 있는 물건도
> 모두 좋은 장애물이다.
> '장애물이 있는' 집은
> 머리와 몸을 함께 사용하며
> 걸을 수 있는 좋은 훈련장이다.

22.
앉은 채로도 걸을 수 있다.

만약 집안에서도 걷기 힘든 사람이라면 앉은 채로 다리만 움직여도 좋다. 의자에 깊이 앉은 후, 아랫배에 힘을 주고 양쪽 무릎을 번갈아가며 올린다. 이렇게 하면 **앉은 채로도 걸을 수 있다.**

아니면 발가락을 바닥에 대고, 양쪽 발의 뒤꿈치를 번갈아 올리고 내리기만 해도 효과가 있다. 이때 종아리가 움직이며 '장딴지근'을 사용하기 때문이다.

얼마 전 구마모토 지진 때, '이코노미증후군(정맥혈전 색전증)'이 문제가 됐었다. 의자에 장시간 앉아 있으면 다리의 근육이 움직이지 않으면서 혈류가 나빠지고, 발 정맥에 피가 덩어리(혈전)지게 된다. 이 덩어리가 의자에서 일어나는 순간 혈류를 타고 폐로 들어가 폐동맥을 막아버린다. 이것이 바로 이코노미증후군이다.

휠체어에 하루 종일 앉아서 생활하는 사람은 이코노미증후군에 걸리기 쉽다. 그래서 좀 더 주의해야 한다.

앞에서 소개한 '발뒤꿈치 올리고 내리기'는 장딴지근을

움직여서 발의 혈류를 촉진시키는 효과가 있다. 그래서 이코노미증후군의 발생도 막을 수 있다. 또한 발뒤꿈치를 올리고 내리는 일은 뇌가 시키는 것이기 때문에, 치매를 예방하는 데에도 효과가 있다.

손가락을 자주 사용하면 건망증을 없애고 기억력을 높일 수 있다는 말도 있다. 이는 손가락을 움직이게 하는 것이 뇌이기 때문이다. 손가락만 움직여도 뇌에 좋은 자극이 된다.

발가락 다섯 개를 쫙 넓히거나, 꽉 오므리는 등의 동작도 좋은 운동이 된다.

개인적으로는 NHK에서 방송되는 '모두의 체조'도 추천한다. 이 프로그램에는 서서 운동하는 사람과 앉아서 운동하는 사람이 모두 나오기 때문에, 자신의 상황에 맞춰서 따라할 수 있다는 장점이 있다. 피아노 반주가 있다는 점도 좋다.

우리 병원의 한 환자는 매일 '모두의 체조'를 보며 운동을 한다고 한다. 매일매일 내용이 바뀌기 때문에 질리지도 않는다고 한다.

걷지 못해서 휠체어에서만 생활한다고 해도, 그 나름대로 건강해질 수 있는 방법이 있다. 패럴림픽에서 활약하는 선수들을 보면 알 수 있듯이, 휠체어는 그다지 문제가 되지 않는다.

 몸을 움직이는 것은 앉은 채로도 누운 채로도 충분히 가능하다. 우리 몸은 매우 정직해서, 움직이지 않으면 금세 근육과 관절이 굳는다. 인지기능도 저하되고 만다. 걷지 못하게 됐어도 발을 움직일 수는 있다. 그것까지 포기하지는 말자.

앉은 채로 걷기.

앉은 채로 발뒤꿈치 올리고 내리기.

앉은 채로 라디오 체조.

걷지 못하게 됐어도

팔다리를 움직이자.

건강해진다.

23.
간호가 필요한 상태도 극복할 수 있다!

혼자서 할 수 있는 일이 적어지고 누군가의 도움 없이는 생활할 수 없게 됐다면, 거기서 회복하기는 어렵다고 생각하는 사람이 많다.

나이가 들면 당연히 그렇게 될 수밖에 없다고 생각하는 사람도 많다. 하지만 이는 오해에 불과하다. 어떤 계기로 인해 몸이 약해졌어도, 우리 몸은 스스로 조금씩이나마 회복할 수 있다. 실제로 사이타마현의 와코시和光市에서는 활동하는 데 누군가의 도움이 필요했던 사람 중 40%가 다시 자립할 수 있게 되었다고 한다.

요양인정을 받을 정도로 상태가 좋지 않았어도 노력하면 충분히 회복할 수 있다. 그런데 현실에서는 일단 요양인정을 받으면 '서비스를 최대한으로 받아야지.'라는 생각이 먼저다. 요양인정을 받는 수준인 요(要)간호도가 낮아지면 '요양보험으로 받을 수 있는 금액이 줄었다.'고 아쉬워하는 사람도 있다. 개중에는 반대로 요간호도가 올라가면 '쓸 수 있는 금액이 늘어났다.'고 기뻐하는 사람이 있을 정도다. '중증으로 인정'받기를 바라는 사람도 많다.

정말로 쓸데없는 생각이다. 누군가의 도움 없이 혼자서 할 수 있는 일이 늘어나는 쪽이 훨씬 이득이지 않을까?

누군가의 도움 및 간호가 필요한 상태에서 회복하고 싶다면, 역시 어떤 식으로든 걷는 것이 가장 중요하다. 앞에서 소개한 **폴 워킹, 집안에서 걷기, 앉은 채로 걷기처럼 어떻게 걸을 수 있을까를 고민하며 자기 나름의 걷기 방법을 찾아내야 한다.**

무릎관절과 고관절이 전혀 움직이지 않는다면, 인공관절을 넣는 수술을 하는 것도 하나의 선택이 될 수 있다. 수술을 받고 예전처럼 걸을 수 있게 된 환자도 많이 보았다.

반복해서 얘기하지만, 걷기는 뇌가 우리 몸에 명령을 내리기 때문에 가능한 행위다. 그래서 걷기만 해도 뇌를 사용하게 된다. 걷기를 포기하면 그만큼 뇌를 사용하지 않게 되어 인지기능이 저하된다.

입원을 계기로 간호가 필요한 상태에 빠지는 경우도 많다. 하루 종일 병실에 누운 채로 지내고, 병원에서 할 수 있는 일도 한정적이기 때문이다. 노인들은 일주일만 그런 생활을 해도 금세 근육이 약해진다. 위험을 눈치챘을 때에는 이미 손쓸 수 없을 정도로 늦어서 걸을 수 없게 되고 치매까지 걸렸다는 이야기도 자주 들린다. 몸을 사용하지 않는 것이 그 원인이다.

그럼에도 입원으로 인해 몸이 약해진 것은 그 후의 생활방식을 바꾸면 회복할 수 있는 가능성이 있다. 그러니까 너무 쉽게 걷기를 포기하지 말자.

솔직히 말하자면 요간호도 4, 5도까지 신체능력이 떨어졌다면, 다시 혼자서 생활할 수 있게 되기는 어렵다. 사고나 골절 등으로 일시적으로 신체능력이 떨어져서 요양인정을 받은 사람은 예외지만, 집이나 시설에서 생활하면서 요간호도 4, 5도가 된 사람은 그때부터 아무리 열심히 해도 안타깝지만 한계가 존재한다.

그러니까 걷기의 중요성을 하루라도 빨리 깨닫고 신체능력을 되돌리려 노력하자. '왜인지 모르겠지만 힘들다.'라거나 '비틀거리며 걷는다.'는 사실을 느꼈다면, 바로 그때가 운명의 갈림길이라고 생각한다.

그때 '이대로는 안 돼.'라고 다짐하고 고민하며 걷기를 습관화하면 운명은 밝아질 것이다. 반대로 '나이 탓이니까 어쩔 수 없어.'라며 아직 걸을 수 있는데도 걷기를 포기한 사람은 걷지 않음으로 인해 정말로 걷지 못하게 될 것이다. 또한 걷지 않아서 뇌로 가는 자극도 줄어들고 인지기능도 약해질 것이다. 정말로 중요하기 때문에 몇 번이나 반복해서 말한다. 이러한 악순환에 빠지지 않으려면 절대로 걷기를 포기해선 안 된다.

> 누군가의 도움 및 간호가 필요한 상태에서도 다시 회복할 수 있다.
> 걷기를 포기하지 말자.
> 나름대로의 걷기 방법을 만들어 걸어보자.
> 그러면 신체능력은 물론 인지기능도 좋아진다.

제5장

죽는 순간까지
행복하게

24.
치매유형별 걷기 방법

치매에 걸렸어도 자주 걸으면 좋아질 수 있다. 그러니 절대로 걷기를 포기하지 말자.

지금까지 몇 번이나 반복한 내용이다. 이는 어떤 치매에서나 공통적인 사항이다. 앞에서도 말했듯이 치매는 크게 '알츠하이머형 치매', '레비소체형 치매', '피크병', '뇌혈관성 치매'의 네 가지 유형으로 나눌 수 있다. 이 장에서는 치매유형별로 주의해야 할 점에 관하여 설명하고자 한다.

먼저 알츠하이머형 치매. 알츠하이머형 치매는 걸어서 외출하기까지는 어려움이 없다. 그러나 외출 후에 '여기는 어디?'라며 혼란스러워하는 경우가 많다. 이른바 '미아' 상태이다.

치매환자의 증상 중에서 가장 먼저 머리에 떠오르는 것이 바로 배회이다. 하지만 배회는 알츠하이머형 외의 다른 치매에서는 크게 문제가 되지 않는다.

배회는 여기저기를 헤매며 돌아다니는 것이 아니다. 정작 환자 본인은 '장을 보러 간다.'든가 '회사에 간다.' 등의 확실한 목적이 있는 경우가 많다.

다만 낮과 밤을 헷갈리거나 자신이 아직 회사원이라고 생각하는 것뿐이다. 가끔은 '여기는 내가 있을 곳이 아니야.'라고 느끼며 집을 나오는 경우도 있다. 분명히 어딘가를 향해 걸어가지만, 도중에 길을 잃어버리거나 현재 자신이 있는 장소가 어딘지 몰라 미아가 되기도 한다.
이는 주변 사람들에게도 걱정을 끼치지만, 환자 스스로도 밖으로 나가기 두려워지게 만든다. 그러므로 주변에 알츠하이머형 치매환자가 있다면 함께 걷기를 권한다.

나는 시민강좌나 간병인 모임 등에서 강연을 할 때, **'배회는 치매에 좋습니다. 치매환자가 좀 더 밖으로 나가 배회하게 합시다!'**라며 **'배회요법'**을 추천한다. 배회요법이란 말은 물론 내가 만든 것이다. 그렇게 말하면 사람들은 모두 '뭐!' 하고 놀란다. 하지만 나는 치매환자가 배회하지 못하게 방에 가둬두는 것이야말로 치매를 악화시키는 요인이라고 생각한다.

얼마 전 치매환자가 철도사고로 숨지자, JR도카이東海가 환자의 가족에게 배상을 요구한 일이 있었다. 치매환자였던 한 남성이 길을 헤매다가 선로 안쪽으로 들어가고 말았고, 결국 전차에 치어 사망한 사건이다. 그 사고 때문에 약 2시간 정도의 지연이 발생했다. 철도회사는 교환수송비, 인건비 등의 손해를 이유로 환자 가족에게 720만 엔의 손해배상을 청구했다.

재판에서는 가족에게 환자를 감독할 의무가 있는가가 쟁점이 되었다. 최종적으로 최고재판소는 '가족에게 환자를 감독할 의무는 없다.'며 철도회사 측에 패소 판결을 내렸다. 나는 이 판결을 보고 크게 안심했다. 만약 가족에게 환자를 감독할 의무가 있다고 인정되었다면, 치매환자들은 지금보다 더 심하게 집이나 시설, 병원 등에 가둬져 밖으로 나갈 수 없게 되었을 것이다.

나이가 들었든 치매에 걸렸든, 한 사람이 익숙한 장소에서 마지막까지 생활할 수 있는 방향으로 나라의 정책이 진행되어야 한다. 나는 치매환자가 안심하고 배회할 수 있는 마을을 만들어야 한다고 생각한다.

후쿠오카현의 오무타시大牟田市에는 '고령자 SOS 네트

워크'라는 시스템이 있다. 이는 치매환자가 행방불명이 되면 지역 우체국이나 역, 택시회사 등의 협력단체와 학교, 마을회관, 상점 등의 시민들에게 연락이 가는 시스템이다. 그렇게 지역 차원에서 행방불명된 치매환자를 찾으려는 노력을 하고 있다. 또한 치매환자가 행방불명된 것을 가정하여 훈련하는 '치매 SOS 네트워크 모의훈련'도 실시하고 있다고 한다.

이외에 치매환자의 취업 지원에 힘을 쏟고 있는 지역도 많다. 특히 남성들은 정년퇴직 후에 치매에 걸리는 사람이 많은데, 치매에 걸렸어도 할 수 있는 일은 분명히 있다. **'치매환자 전용 할로워크(취업지원센터)'**도 있다. 자신의 능력을 살려서 되도록 오래 일하기를 추천한다.

일한다는 것은 몸을 움직이는 것을 의미한다. 직장에 출퇴근하며 자연스럽게 걷게 되고, 일하는 중에도 움직이게 된다. 그렇게 몸을 움직이면 치매 증상도 나아진다.

잘 웃고 운동하며 레비소체 치매를 극복하자.

레비소체형 치매 초기에는 건망증보다는 환시나 우울 증상이 나타나는 경우가 많다. 우울증 때문에 환자는 '이

제 죽고 싶다.', '살아있어도 의미가 없다.'라고 자주 말한다. 이는 환자 본인은 물론 가족들까지도 힘들게 만든다. 하지만 이러한 우울증도 매일 조금씩 걸으면 금세 호전된다.

41세에 우울증으로 잘못 진단되었다가, 50세에 레비소체형 치매라는 사실이 밝혀진 히구치 나오미樋口直美라는 여성이 있다. 그녀는 30대 후반부터 환시가 나타났고 불면증, 권태감, 두통 등에 시달리다가 정신과를 찾아갔다. 그리고 우울증이라고 진단받았다. 레비소체형 치매의 특징은 '약물 과민성'이다. 말 그대로 약이 너무 잘 듣는 현상이다. 히구치 나오미 씨는 6년 정도 처방받은 항우울제의 부작용에 시달렸다고 한다.

그런데 지금은 증상이 완전히 사라지고, 치매라고 생각할 수 없을 정도로 건강하게 지내고 있다. 그녀는 『나의 뇌에서 일어난 일 – 레비소체형 치매에서의 회복』이라는 책도 출판했다. 누군가의 도움 없이 책 한 권의 원고 전체를 혼자서 집필했다고 한다. 이 책에도 '불안 등의 스트레스는 치매를 악화시킨다. 사람들과 자주 만나고 즐겁게 이야기하며 웃는 것 그리고 운동 등으로 혈류를 개선시키는 것이 치매에 효과적이다.'라고 적혀 있다.

레비소체형 치매에 걸렸다면 어떤 방법으로든 반드시 걸어야 한다. 특히 성실성을 높게 요구받는 직업을 가진 사람, 비관적인 사람은 레비소체형 치매에 걸리기 쉽다. 만약 자신이 그런 사람이라면 40대, 50대부터 의식적으로라도 걸어보자.

피크병 환자는 자동차·자전거 대신 걷기로 바꿔보자.

앞에서 알츠하이머형 치매환자는 길을 헤매게 된다고 말했다. 이에 비해 피크병(전두측두엽 치매) 환자는 공간을 인식하는 능력이 거의 떨어지지 않아서 길을 잃어버리는 일은 별로 없다.

그래서 치매에 걸렸어도 여전히 자동차나 자전거를 운전하는 사람이 많다. 하지만 이는 알츠하이머형 치매와는 다른 의미에서 문제가 된다. 예를 들면, 고속도로에서 역주행을 하거나 자전거를 지나치게 빨리 달리며, 빨간 신호를 무시하고 교통위반, 사고 등을 일으키는 사람이 많다. 이는 피크병이 성격을 급하게 그리고 이성을 무디게 만들기 때문이다.

피크병에 걸리면 사고를 일으킬 위험이 높으므로, 제일 먼저 운전면허증을 반납해야 한다. 그리고 자전거나 자동차가 아닌, 걷기로 생활습관을 바꿔야 한다.

피크병 환자는 고집스러운 경향이 있다. 그래서 자신의 행동 패턴을 반복하는 '상동행동' 증상도 나타난다. 환자가 '면허증을 손에서 놓고 싶지 않다.'라거나 '자전거에 타고 싶다.'라고 말할지도 모른다. 그래도 가족들은 환자를 잘 달래고 타일러서 더 이상 환자가 운전하지 못하도록 하자.

그리고 환자의 손을 잡고 함께 걷자. 이런 방법으로 건강해진 환자들을 나는 수도 없이 많이 봐왔다.

뇌혈관성 치매에 걸렸다면 재활훈련을 하라.

뇌혈관성 치매는 빠른 단계에서부터 보행장애가 나타난다. 그래서 물리치료사나 간호사 또는 재활의사 등 전문가의 조언을 받으며 걷기 훈련을 할 것을 추천한다. 4장에서 소개한 실내에서 걷기나 앉은 채로 걷기 등도 참고하면 좋다.

휠체어가 아닌 자신의 발로 10m, 20m라도 걸으면, 조금씩 자신감이 생긴다. 나도 얼마 전에 인생에서 약 30번째로 허리를 삐끗하고 말았다. 움직일 때마다 비명을 지를 정도였다. 특히 일어서거나 앉을 때 극심한 통증이 느껴졌다. 하지만 그런 상태에서도 내 다리로 직접 걸었더니 기쁨이 느껴졌다.

자신감이 사라지면 인간은 금세 부정적인 생각에 빠지게 된다. 먼저 걷는 모습을 상상해 보자. 뇌가 명령함으로써 우리는 걸을 수 있다. 아주 조금씩이라도 매일 꾸준히 걸으면 뇌가 건강해진다. 이는 인지기능의 유지로도 연결된다.

알츠하이머형 치매,
레비소체형 치매, 피크병,
뇌혈관성 치매 모두 결론은 같다.
자주 걸으면
인지기능을 유지할 수 있다.
걷기를 멈추지 말자.

25。
씹기로 뇌 자극하기

지금까지 뇌를 단련하는 데 걷기가 매우 중요하다는 이야기를 했다. 여기에서는 마지막으로 한 가지 더 뇌를 사용하는 방법에 대해 소개하고자 한다.

뇌를 사용하는 방법에는 여러 가지가 있지만 그중에서도 가장 쉽고 간단한 방법이 '걷기'와 **'먹기'**이다.

식사는 우리 몸에 필요한 영양소를 섭취하는 역할만 하지 않는다. **'먹는' 동작도 훌륭한 운동이 될 수 있다.** 그리고 치매예방에도 도움을 준다.

우리는 씹을 때 좌우의 턱근육을 사용하는데, 이는 뇌의 혈류를 증가시킨다. 즉, 자주 걸음으로써 얻을 수 있는 혈류 증가와 신경세포의 움직임 활성화라는 효과를 씹기에서도 기대할 수 있는 것이다.

우리가 식사를 하면서 씹는 횟수는 시대에 따라 점점 줄어왔다. 부드러운 음식이 많아졌기 때문일 것이다. 현대인들이 한 번 식사할 때 씹는 횟수는 에도시대의 반 이하라고 한다. 확실히 요즘 아이들을 보면 턱뼈가 작고 턱이 튀어나와 있지 않다. 턱 라인이 갸름해서 더 예뻐 보이기도 한다. 하지만 이는 그만큼 턱을 사용하고 있지 않다는 증거라고 생각한다.

어떤 아이들은 음식을 거의 씹지 않고 통째로 삼키기도 한다. 이는 뇌를 단련할 수 있는 기회를 그냥 던져버리는 것과 같다. **한 입당 최소 30회 이상은 씹으려 노력하자.**

씹기와 치매의 관련성이라는 측면에서, 치아가 적게 남은 사람일수록 치매에 걸리기 쉽다는 연구 결과도 있다. 도호쿠 대학의 와타나베 마코토渡邉誠 교수팀은 건강진단을 받은 70세 이상 노인들의 치아 수와 인지기능의 관계에 관한 조사를 실시하여, 다음과 같은 결과를 확인했다.

- 인지기능이 정상인 사람들 - 평균 14.9개
- 치매예비군 - 평균 13.2개
- 치매가 의심되는 사람들 - 평균 9.4개

앞에서 언급한 대로 인지기능이 정상일수록 치아가 더 많이 남아 있다는 결과가 나왔다. MRI로 뇌의 크기도 확인했더니, **남은 치아의 수가 적은 사람은 매년 전두엽의 용적도 줄어들었다고 한다.**

치아의 교합이 나쁠수록 치매에 걸리기 쉽다는 연구결과도 있다. 오카야마 대학의 예방치과 의사팀이 실시한 실험에서는, 교합이 나쁜 쥐는 교합이 정상적인 쥐에 비해 해마에 축적된 베타 아밀로이드의 양이 2배 이상 많다는 사실이 밝혀졌다.

또한 같은 실험에서 교합이 나쁜 쥐를 4주 간 사육하고 치아를 교정한 후 다시 4주 간 사육하자, 베타 아밀로이드의 양이 정상 쥐와 거의 다르지 않을 정도로 나아졌다는 사실도 밝혀냈다.

요즘에는 치아교합이 좋지 않은 사람('교합부전'이라고 한다)이 늘고 있다. 나는 효고현 아마가사키시尼崎市의 한 고등학교에서 학교 의사를 맡고 있는데, 그곳의 아이들 중에도 치아교합이 좋지 않은 아이가 많다.

또한 치아교합이 나빠서 정서가 불안정해진 아이도 많다. 정서가 불안정하다는 것은 뇌가 균형적이지 않다는 것을 의미하기도 한다. 치아와 입은 뇌와 가깝다. 당연히 뇌에 끼치는 영향도 클 수밖에 없다.

그만큼 자신의 치아를 최대한 남기는 것 그리고 치아교합을 좋게 만드는 것은 매우 중요하다.

후생노동성과 일본치과의사회에서는 1989년부터 '8020운동'을 실시하고 있다. **'자신의 치아 20개를 80세**

까지!'라는 모토의 운동이다. '치아가 빠지는 것은 노화현상이니까 어쩔 수 없어.'라고 생각하는 사람도 있을지 모른다. 하지만 실제로는 전혀 그렇지 않다. 머리카락이 빠지는 것은 어쩔 수 없는 노화현상이지만, 치아는 자신이 노력한 만큼 많이 남길 수 있다. 교합도 교정으로 치료 가능하다.

죽을 때까지 자신의 치아로 식사를 하자. 이는 치매에 걸렸어도 가능하다. **만약 인지기능이 떨어져서 젓가락, 숟가락, 포크 등을 사용하기 어려워졌다고 해도, 손으로 해결할 수 있다.** 손을 사용하면 뇌도 자극된다.

보통 치과라고 하면 '아프다', '무섭다'는 이미지가 먼저 떠오른다. 하지만 최근에는 치아교합이나 구강케어에 관심을 갖는 치과의사도 늘어나고 있다. 먼저 '먹기'를 지지하는 치과의사를 찾아보자.

의사인 내가 이렇게 말하는 건 조금 이상하지만, **나는 의사보다는 치과의사에게 건강을 맡기는 편이 더 낫다**고 본다. 의사와 상담해서 괜히 필요도 없는 약을 잔뜩 처방받지 말고, 그냥 자주 걷기만 하자. 병원에 가지 않아 돈이 남았다면, 그 돈으로 치과를 찾아가자.

치아가 적게 남은 사람,
치아교합이 나쁜 사람은
치매에 걸리기 쉽다.
의사보다는 치과의사를 찾아가자.

26。
공복은 머리를 맑게 한다.

식사와 관련하여 한 가지 더 여러분에게 전하고 싶은 내용이 있다. 바로 최근에 유행하는 '당질 제한'에 관한 이야기이다. 얼마 전부터 **'당질 제한', '저탄수화물', '로우 카보하이드레이트Low Carbohydrate'**라는 단어들이 자주 들린다. 내용은 비슷하다. **밥, 빵, 면류, 단 음식 등 당질을 줄이는 식사법**이다.

당질 제한에 대해서는 찬반양론이 있다. 하지만 나는 아무리 비만인 사람도 50세를 넘으면 몸이 당질을 제한하는 방향으로 바뀐다고 생각한다. 왜냐하면 그것이 좀 더 자연스러운 현상이기 때문이다.

인간은 순발력 있게 에너지를 만들어내는 '해당解糖 엔진'과 효율적으로 오랫동안 에너지를 만들어내는 '미토콘드리아 엔진'을 갖고 있다. 젊었을 때에는 당을 원료로 하는 해당 엔진이 주로 이용되고, 50세 전후부터는 산소를 활용하여 에너지를 만드는 미토콘드리아 엔진으로 바뀐다.

만약 지금 유행하고 있는 당질 제한식으로 식사를 하면, 그중 많은 사람들이 영양부족에 시달리게 될 것이다. 하지만 50세가 넘었는데도 당질을 너무 많이 섭취하면, 미토콘드리아 엔진의 움직임을 느리게 만든다. **특히 뇌는 미토콘드리아 엔진에 의존하고 있는데, 당질을 너무 많이 섭취해 엔진의 밸런스가 무너지면 뇌의 기능도 저하되고 만다.**

조금 무서운 이야기일수도 있지만 **'중장년층이 돼서도 탄수화물을 줄이지 않으면 치매에 걸리기 쉽다.'**는 말이다.

나는 탄수화물이 불필요하다고는 생각하지 않는다. 하지만 현대인은 탄수화물을 너무 많이 먹고 있다. 저녁식사에서만이라도 밥의 양을 반으로 줄여보는 건 어떨까? 아니면 쌀밥 대신 현미밥으로 바꿔도 괜찮다. 쌀은 효과가 바로 나타나는 에너지원이므로, '이제 자야지.'라고 생각하는 저녁에는 별로 필요하지 않다.

앞에서 치매가 늘어난 이유는 당뇨병이 늘어났기 때문이고, 당뇨병이 늘어난 이유는 '걷지 않는 생활'과 '흰 쌀밥을 너무 많이 먹는 것'이 원인이라고 말했다. 이 두 가지 요소를 개선하지 않으면 치매환자 역시 줄어들지 않을 것이다.

하루에 두 끼만 먹는 스님

얼마 전에 치매환자 교류 프로그램을 통해 태국 동북부에 있는 한 시골 마을에 간 적이 있다. 그리고 그곳에서 스님들과 이야기할 기회를 얻었다. 태국의 불교는 계율이 매우 엄격해서 하루 식사를 두 끼로 제한하고 있다고 한다. 아침식사는 시주받은 음식으로 먹고, 점심식사는 낮 12시 전에 끝내야 한다. 그리고 낮 12시부터 다음날 아침까지 물을 제외한 음식은 먹을 수 없다고 한다. 마치 매일 짧은 단식을 하는 것과 같다.

하지만 스님들은 매우 건강해 보였다. 오히려 정신도 더 맑아 보였다. 그에 비해 일본인은 역시 너무 많이 먹는다. 하루에 세 끼 그리고 중간에 간식까지. 공복을 느낄 새가 없다.

치매환자 중에는 마치 '**당질의존증**'처럼 밥이나 단 음식을 끊임없이 먹는 사람이 많다. 왜인지 모르겠지만 새벽 2, 3시에 갑자기 배가 미친 듯이 고파진다고 한다. 아마 뇌가 포도당을 요구하기 때문일 것이다. 준텐도 대학의 사라자와 다쿠지白澤卓二 교수는 '**흰 쌀밥은 가벼운 마약이다.**'라고 말했다. 단 음식을 먹으면 뇌가 마약을 했을 때와 비슷한 쾌감을 느끼기 때문이다. 당질이라는 마약에 중독되고 의존증으로까지 발전되면 개선은 더더욱 어려워진다.

만약 인생의 반환점을 넘었다면, 당질에 중독되기 전에 자신의 식생활을 다시 한 번 살펴보도록 하자. 기본은 '**저녁식사는 반으로**', '**하루 12시간만이라도 공복을 느낄 것**' 그리고 '잘 씹어서 먹을 것'이다.

죽는 순간까지 행복하게 살기 위해서는 적당히 걷고 적당히 먹어야 한다.

'케톤체'를 사용하는 생활을 하자.

우리 몸은 보통 포도당을 에너지원으로 사용한다. 당질(쌀밥이나 단 음식)을 제한하는 식사를 계속하면, 당연히 주에너지원인 포도당이 부족해진다. 그때 우리 몸은 다른 에너지원을 이용하려 한다. 그것이 바로 '케톤체'이다.

케톤체는 체내에서 포도당이 고갈되어 지방이 연소될 때 간에서 만들어지는 물질이다. 혈액 속 포도당이 적어지면(혈당치가 내려감), 포도당 대신 케톤체가 그 자리를 차지한다.

뇌 역시 평소에는 포도당을 에너지원으로 사용하다가, 포도당이 부족해지면 케톤체를 이용한다. 얼마 전까지만 해도 '뇌의 에너지원은 포도당이 유일하다.'라고 여겨졌지만, 최근에 다양한 연구를 통해 그렇지 않다는 사실이 밝혀졌다. 그리고 **알츠하이머형 치매환자의 뇌에는 인슐린 저항성이 있다는 사실도 알려졌다.** 인슐린을 제대로 사용할 수 없기 때문에 포도당 역시 활용할 수 없고, 그래서 뇌 신경세포로 가는 영양분이 부족해진 것이다.

뇌는 포도당뿐만 아니라 케톤체도 에너지원으로 사용한다. 인슐린에 저항성이 있더라도 케톤체가 충분하면 문제는 생기지 않는다. 최근에 '코코넛 오일이 치매에 좋다.'라는 말이 자주 들리는데, 이는 코코넛 오일에 많이 포함된 '중쇄지방산'이 케톤체를 늘리기 때문이다.

그러므로 평소에 쌀밥이나 단 음식을 많이 먹는 생활보다는 케톤체를 늘리는 생활을 해야 한다. 이렇게 케톤체를 에너지원으로 사용하는 생활을 '**키토제닉Ketogenic 생활**'이라고 부른다.

하얀 쌀밥은 뇌의 기능을 저하시킨다.
50세가 넘었다면
식사 내용을 변화시켜야 할 때다.
'저녁식사는 반만',
'하루 몇 시간이라도 공복상태를 유지'
하는 것이 50세 이후 식사의 기본이다.

27.
걷기만큼 다방면으로 이로운 것은 없다.

앞에서 말한 대로 뇌를 자극하는 데에는 걷기와 먹기 그리고 씹기가 가장 중요하다. 물론 뇌 과학은 이제 막 걸음마를 떼는 단계이므로 아직 밝혀지지 않은 사실도 많다.

걷기와 뇌의 관계도 명확히 밝혀지지는 않았다. 하지만 나는 걷기만큼 뇌에 좋은 영향을 주는 방법을 본 적이 없다.

여러분은 반대로 '너무 많이 걸어서 치매에 걸렸다.', '자주 걸으면 치매가 심해진다.'는 이야기를 들어본 적이 있는가? 나는 없다. 의학논문이나 학회 발표에서도 듣거나 본 적이 없다.

부작용이 없는 방법은 실제로 거의 존재하지 않는다. 흔히 건강에 좋다고 여겨지는 음식이라도 너무 많이 먹으면 오히려 건강에 해를 끼친다. 예를 들어 최근에 '코코넛 오일'이 뇌에 좋다고 주목받고 있지만, 오일은 기본적으로 지방이므로 너무 많이 섭취하는 것은 당연히 건강에 좋지 않다.

약도 크든 작든 반드시 부작용이 나타난다. 우리 몸의 장기는 서로 연결되어 움직이기 때문이다. 그래서 어떤 장기를 고치려고 약을 투약하면, 다른 장기는 오히려 나쁜 영향을 받을 수도 있다. 이것이 부작용으로 나타나는 것이다.

반면 걷기는 다방면으로 좋은 효과를 가져다준다. 걸으면 혈류가 좋아지고 다리와 허리는 물론 뼈도 튼튼해지며, 스트레스와 불안감도 사라지고 수면도 개선된다. 또한 면역력도 높아지는 등 이로운 효과뿐이다. 결과적으로는 치매 예방 및 개선으로도 연결된다.

'앉아 있는 시간이 길수록 수명이 짧아진다.'는 이야기는 들어본 적이 있을 것이다.

이미 확실한 증거도 있다.

'앉아 있는 시간이 길면 수명이 짧아진다.'는 말은 역으로 말하자면 **'앉아 있는 시간이 짧아지면 수명이 늘어난다.'**는 말과 같다. 앉아 있지 않다는 것은 서 있거나 걷는 것 중 한 가지일 것이다. 그런데 우리가 계속 서 있을 수 있는 곳은 지하철 정도가 전부라는 점을 감안하면, 결국

'걸으면 수명이 늘어난다.'와 같은 의미라고 볼 수 있겠다.

인간은 동물이다. 그래서 한곳에 멈춰 있기보다는 계속 움직이는 것이 더 자연스럽다. 움직이지 않는 것은 몸에 해롭다.

치매를 예방하고 개선하며 건강하게 오래 살기 위해 가장 중요한 것은 셀프케어이다. 즉 스스로 걸어야 한다는 말이다.

걸을 수 있는 사람은 오전, 오후에 20분씩, 우선 하루에 5,000보를 목표로 하자. 장애나 병으로 인해 걸을 수 없는 사람은 지팡이나 휠체어를 사용하여 매일 '움직이는' 생활을 하자.

앉아 있는 시간이 긴 사람은
수명이 짧다.
이는 자주 걷는 사람은
수명이 길다는 말과 같다.
건강하게 오래 살기 위해서는
스스로 걷는 수밖에 없다.

맺음말

걷기만 해도 치매는 개선된다.

이 책의 제목이기도 한 이 문장에는 내가 말하고 싶은 모든 것이 잘 드러나 있다. '치매가 낫는다.'라고는 말할 수 없지만, '좋아진다.'는 것은 내가 직접 경험했기 때문에 확신한다.

책 속에서도 걷기를 통해 치매가 개선된 환자들의 이야기를 몇 가지 소개했다. '걷기로 치매와 멀어진 사람' 중 가장 대표적인 사람을 꼽으라면 나의 어머니를 들 수 있다.

어머니는 얼마 전 교통사고로 돌아가셨다. 하지만 86세로 인생을 마감하기까지, 어머니는 매일 버스를 타고 마을로 나가 외식을 하셨다. 산책도 좋아하셔서, 지팡이가 필요할 정도로 다리 상태가 좋지 않았지만 매일 아침 저녁으로 1시간 정도는 꼭 밖에 나가셨다. 춤추기와 노래방 가기를 취미로 즐기시기도 했다. 노래방 동호회와 댄스 서클에도 가입하셨다. 특히 노래방 동호회에는 22년 전부터 참가하셨다고 한다.

여기까지 보면 원래부터 건강한 분이었을 거라고 생각할 수도 있지만, 암이나 협심증 등 남들 못지않게 지병도 갖고 계셨다. 80세를 넘기시고 나서는 나이에 맞는 건망증도 보이셨다. 하지만 자주 걸었던 덕택인지, 다행히 치매로는 진행되지 않았다. 재택의료의 도움도 받지 않으시고, 마지막까지 혼자서 생활하기를 고집하셨다. 그리고 특히 걷기를 좋아하셨다.

어머니가 치매에 걸리지 않았던 이유는 자주 걸었던 것 그리고 노래방에 자주 가거나 춤을 췄던 것 등과 관계가 있다고 생각한다. 물론 그중에서도 역시 걷기가 가장 도움이 됐을 것이다.

그런 어머니의 삶을 다시 보면서 나는 역시 걷기가 뇌의 건강을 지켜준다고 생각했다. 여러분도 용기를 내서 한걸음 내딛어 보길 바란다!

■ 저자 약력

나가오 가즈히로(長尾 和宏)

나가오 클리닉 원장
1958년 가가와현 출생
1984년 도쿄의과대학 졸업, 오사카대학 제2내과 근무.
1995년 나가오 클리닉 개업.
  현재 의료법인 사단 유와카이(裕和会) 이사장
      나가오 클리닉 원장

의학박사
일본 소화기학회 전문의
일본 소화기내시경학회 전문의
일본 내과학회 인정의
일본 재택의학회 전문의
노동 위생 컨설턴트

일본 호스피스재택케어연구회 이사
일본 만성기의료협회 이사
일본 존엄사협회 부이사장
전국 재택의료지원진료소연락회 이사
엔드오브라이프·케어협회 이사

간사이국제대학 객원교수
도쿄의과대학 객원교수(고령종합의학 강좌)

걷기만 해도 치매는 개선된다

초판 1쇄 발행 2017년 10월 20일
　2쇄 발행 2020년 6월 10일

발행인 박해성
발행처 (주)정진라이프
지은이 나가오 가즈히로
옮긴이 조은아
출판등록 2016년 5월 11일
주소 02752 서울특별시 성북구 화랑로 119-8, 3층(하월곡동)
전화 02-917-9900
팩스 02-917-9907
홈페이지 www.jeongjinpub.co.kr

ISBN 979-11-961632-2-8　*13510

- 본 책은 저작권법에 따라 한국 내에서 보호받는 저작물이므로 무단 전재와 복제를 금합니다.
- 이 도서의 국립중앙도서관 출판예정도서목록(CIP)은 서지정보유통지원시스템 홈페이지(http://seoji.nl.go.kr)와 국가자료공동목록시스템(http://www.nl.go.kr/kolisnet)에서 이용하실 수 있습니다. (CIP제어번호 : CIP2017020152)
- 파본은 교환해 드립니다. 책값은 뒤표지에 있습니다.